Ⓢ新潮新書

樋野興夫
HINO Okio

がん哲学外来へようこそ

JN152625

655

新潮社

はじめに

「この手帳……これを買ったときには、まさか病院の予定でびっしりになるなんて思ってもいませんでした。そう思いながら、このあいだ来年の手帳を買ったんです。もうちょっと表紙が明るいのを」

「病院にはほとんど無縁でしたが、がんで一生分の医療費を使っちゃいました」

「会社を定年退職したときには、世の中のことはほとんど分かったつもりになっていたんです。バカですよね。がんになってみて初めて、自分がまるきり思い違いをしていたことに気づきました」

これらは「がん哲学外来」に来た人たちが私に話してくれたことです。面談が終わると、三人ともとてもいい表情で帰って行かれました。

「がん哲学外来」と聞いて、何をイメージされるでしょうか。

どうして「がん」と「哲学」、さらに「外来」が結びつくのかと、不思議に思う人も多いでしょう。

「がん哲学外来」は、二〇〇八年一月に順天堂大学医学部附属順天堂医院で開設されて以降、活動の場を大学の外に広げた「対話の場」です。

これまでの面談者数はのべ三千人。提唱者で担当医である私の予想をはるかに超えたスピードで広がり、現在は全国約八十か所で行われるほどになりました。

外来という名前ですが、料金は無料です。三十分から一時間ほど時間をたっぷり取った個人面談を通して、がんにまつわる様々な悩みを解消することを目的としています。

これからお話ししていくように、悩みを解決するのではなく、解消するというのが「がん哲学外来」の特徴でもあります。

がんには悩みがつきものです。そしてたとえば同じ「胃がん」でも、その患者たちが抱える悩みはそれぞれに異なります。本人だけでなく、家族も一緒にがんじがらめになっていることも多く見受けられます。

悩むことは決して悪いことではありません。

がんを機会に、じっくり、大いに悩み、考えることは人生を豊かにすることにもつながるからです。しかし、医師の私から見て問題と思われるのは、悩みが治療を妨げてしまっているケースです。

ですから私は相談者ごとに時間をとり、一緒になって、「何が治療を邪魔しているのか」を探っているとも言えます。

その際には、医師と患者という関係ではなく、対等の立場にたつこと、そしてその人の命のことだけでなく、家族や友人、この経験を通して知り合う他の人の命のことも一緒に考えていくことをモットーとしています。

それが本当の意味でできたときに、相談者の顔つきはぱっと明るくなるのです。

私のところではこうした個人面談のほかにも、相談者同士が思いや体験を語り合う

「カフェ」の時間を設けてもいます。

冒頭で紹介したように、外出の予定が「病院」しかなくなってしまうという声もよく聞かれますが、「がん哲学外来に行く」という予定を自ら手帳に書き入れたことが前進の一歩になったと言って下さる方がいるのは嬉しいことです。

私はがん研病理部、実験病理部、順天堂大学医学部に勤務しながら、病理医として「がん」を学んできました。亡くなった患者の病理解剖をしたり、患者から採った細胞組織に相対して診断を下すのが本来の仕事です。そこで中皮腫という希少がんの研究に携わったことから、患者そのものに向き合うことになりました。

すると、多忙な医療現場と患者との間にぽっかりとすき間が空いていること、がんにまつわる様々な悩みがいかに深刻かということに気づかされたのです。

これまで何冊かの本を上梓してきましたが、本書では初めて、相談者との対話を再現して、数多く盛り込みました。そうした本書の目的は、主に三つあります。

一つは、いま、がんになって悩みを抱えている患者さんやその家族が、「がん哲学外来」での対話の中身を知ることで、考え方や生き方に少しでも変化を起こしてもらうことです。

お住まいの近くに「がん哲学外来」がなかったり、あっても外出がかなわないような方にも、本書を読むことで参加した気持ちになって頂けるでしょう。

臨床医ではない私は処方箋は出しませんが、面談では相談者に「ことばの処方箋」を持ち帰ってもらおうと毎回奮闘しています。薬の処方箋の場合はダメですが、ことばの処方箋なら、ほかの患者さんにも有効ということがありますから、それが役に立てばと考えています。

そして二つめは、中皮腫の患者に始まり個人面談を重ねること十年、私がその場では相談者に敢えて言わないことがらを、関心のある方々にはまとめて知ってもらう機会があってもよいかと思うようになったことです。それはがんや治療への誤解に対する、病理医の本音と言えるでしょう。

三つめは、結果として、患者さんに日々接する医療関係者の仕事に、何かしらヒントとなる考え方を提供することができればという願いです。

すでに自分ががんになって初めてこの病気のことが分かった有志が「がん哲学外来ナース部会」を立ち上げました。今後もさらなる変化が起きることを願っています。本書を通して、一人でも多くのがん患者やその家族が、新たな希望を抱くことを願ってやみません。

それでは、ある日の対話の様子からお話を始めましょう。

*本書の事例紹介部分については、プライバシー保護のため、一部、表現に配慮しました。

がん哲学外来へようこそ●目次

1章

「がん哲学外来」とはどんな場所?

「いまだに気持ちが整理できません」

相談者がどのような悩みを抱えて面談の場に現れるかは、私はお会いするまでまったくわかりません。予約の段階で聞いておくのは、名前ぐらいだからです。

ですから最初は「どこのがんですか」と尋ねるところから始まります。

椅子に座って待っている私のほうも、皆さんが思う医師には見えないかもしれません。スーツ姿ではありますが、白衣も聴診器も身に着けていません。

パソコンも、ノートも、ペンも持ちません。テーブルの上にはお茶だけ。

それは、ここが対話の場だからです。

私自身がひとつ心がけているのは「暇《ひま》げな風貌」です。人間だれしも、忙しそうにしている人に心を開いて会話しようとは思わないものです。ですからできるだけ暇そうな雰囲気で、脇を甘くして相談者を待っているつもりです。

会場となるのは大学病院の一室のほか、自治体の医療センター、喫茶店、教会、お寺、医療用ウィッグ店、薬局などと様々です。私は予定がゆるす限り、どこへでも出張して面談を受けることにしています。

相談にやって来る人で、何から話していいかわからない人も少なくありません。悩みや不安を抱えていれば、それは当然でしょうし、悩みはそもそも他人に話しづらいものです。そしてだれもが「がん哲学外来」は初めてです。

たとえ「何も話すことはないんですが……」という一言で面談が始まるケースでも、「それでいいのです」と言って、私から質問してみると、ゆっくり話が始まります。

その対話がいったいどんな様子かを分かって頂くために、すこし長くなりますが、ある日の男性とのやりとりをご紹介してみましょう。

この方の場合は、最初からスムーズに相談が始まりました。

「失礼します」

——どうぞ、座ってください。今日は、どうしましたか。

「はい。あの、私、膀胱がんで、一か月半前に膀胱を摘出しました」

――ここはどうやって知ったんですか？

「通っている病院の待合室に、チラシが置いてあったのです。それを見て相談に行ってみようかなと思って……」

――手術でがんは取り除けたんですか？

「はい。一応、がんの箇所は取ることができました。いまは抗がん剤を投与する治療を、週に一度のペースで受けています」

――病院はどこに？

「○○大学付属病院です」

――しっかりしたいい病院じゃないですか。治療は任せておいて大丈夫だと思いますよ。

「ええ、病院のことでは特に悩みはないんです。でも、いつ再発するか、と考えると、やはり不安で……。血尿が出るようになったのが半年前、妻には内緒で近くのクリニックを受診しました。妻は神経質なところがあるものですから。

クリニックでは『うちでは手に負えない』と言われ、いま通っている大学病院を紹介されました。精密検査の結果、膀胱がんのステージ2Bでした。

妻に話さないわけにはいきませんから、丁寧に説明しました。妻なりに受け止めてくれているのはわかるのですが、ショックが大きかったようで、いまもまだ動揺していることが伝わってきます。

仕事は休職することになりました。そして全摘手術です。発覚から退院まで三か月ほどだったので、展開が速すぎて、自分でもいまだに気持ちが整理できていません」

――いまおいくつですか？ お仕事は何をされていますか。

「ちょうど五十歳です。メーカーで営業職をしています。じつは、仕事でのストレスもけっこう大きかったんです。そのストレスでがんになったんじゃないか、と自分では感じています。

いまは休職中で、年度末までは休めます。でも、休めるからといってリラックスできるような精神状態ではなくて。仕事に復帰したら、またあの人間関係のなかに戻らなくてはいけない、またストレスでがんが再発するんじゃないかって……」

――でもまだ、三月まではけっこう時間があるじゃない。

「はい。でも一人でいろいろと考えてしまって」

――そんなに早く決めなくてもいいじゃない。せっかく年度末までの時間があるんだから。仕事について考えるのは、先延ばしにしてもいいんじゃないですか。

それまでの時間をゆっくり使って、何か別のことをしたり、考えたりしたらいいですよ。こうやって「がん哲学外来」へ来たりして、家の外に出るのがいい。今度は奥さんを連れて、患者や家族が一緒に語り合う「カフェ」の時間にも来たらいかがですか。

「ああ、そうですね。妻も誘ってみます。あの、いまは仕事を休んでいて、本当にいいんですよね？」

――いいんですよ。趣味は何かあるんですか？

「映画鑑賞と、ゴルフですね」

――うん、映画をたくさん観たらいいですよ。ゴルフも続けたらいい。

「仕事をしないで家にいると、『何かしなくちゃいけない』『こんなことしていていいのか』という罪悪感があるんです。抗がん剤のあとでつらいときはそうでもありませんが、体調がいい日もあるので、そういうときは、とくに罪悪感を抱きます」

――そう思ってしまうときほど、外に出たらいいんですよ。

「……（声をつまらせる）……。そういう日もあれば、再発のことで不安にかられる日もあります。妻はまだ動揺していますから、『不安だ』とはなかなか言えません。

そして仕事に復帰して、また同じストレスを味わうことを想像すると、いますっぱりと仕事を辞めてしまおうか、とまで考えるんです」

――（お茶を飲む）……結論を急がなくていいんじゃないですか。

いますぐ答えを出すんじゃなくて、歩きながらゆっくり考えるんですよ。何かをしながら考えるんです。カフェに来たり、もし可能なら自分よりも大変な状態にある人に対して何かできることをしながら、じっくり考えるんです。

「こうしなければ」と決めて何かをするのは、大変ですよ。つらいよ、考え過ぎるとね。

勝海舟が言ってますよ、「やるだけのことはやって、後のことは心の中で、そっと心配しておれば良い。どうせなるようにしかならないよ」とね。

いま決めないで、歩きながら学んでいけばいいのではないですか。自分に降りかかる事態を、理不尽と思える事態を、歯を食いしばって許すことを学ぶんです。苦しみながらも許すことを学ぶ。そうすると、品性が生まれますよ。品性が生まれることで、希望が生まれる。

　少なくとも年度末までは、試行錯誤をしたらいいですよ。人生、試行錯誤をする時間も大事です。

「（大粒の涙を流す）また、来ていいですか」

──いつでもどうぞ。今度は、奥さんと一緒に来てくださいよ。

　人生いばらの道、されど宴会ですよ。

「え？　宴会ですか？」

──ええ、宴会です。がんも含めて、人生には色んなことが起きるものですが、あなたがやりたいと思えば、今晩楽しい宴会をひらくこともできますね。知り合いを呼ぶのでも、奥さんと二人ででも。一人でだって構いません。そうやって毎日を楽しむことも、笑顔を忘れないことも大切ですよ。

「そうですね。今度は、妻と一緒に伺います」

男性は、はじめて笑顔を見せて部屋を後にされました。

がんと告知されてから、気持ちをどのように整理したらいいか。

再発についてどう考えておくべきか。

家族とどう接したらいいか。

休職してしまった仕事は、今後どうするべきなのか。

いくつかの悩みが語られたのにお気づきでしょう。

たいてい、悩みはいくつもが混在しあっているものです。ひとつずつ考えていってみましょう。

「病気」であっても「病人」ではない

初めてがんになった人、人間ドックなどで思いがけずがんが見つかった人は、病気になったという事実にまず囚われてしまうものです。日常が一変したようにも感じられるはずです。

これはどんな人にとっても当たり前のことです。

がんになっても半分の人は治る時代と言われても、やはり多くの人にとって、がんは怖いものだからです。

日ごろ経験する風邪などの感染症とは異なり、「これで治る」とは誰にも言えませんし、亡くなった肉親や知り合いのことも思い出されるでしょう。

人間の身体の構造や心情の動きは、昔もいまも変わりません。

どれほど合理的でビジネスライクな人でも、どれほどの地位に就いている人でも、がんを告知されることは「人生の大地震」なのです。

自分の死を考えさせる場面に遭遇すると、人は「太古の人間」に還る。

そして誰しも、自分の限りある命しか目に入らなくなるのです。

「最新情報を集めないといけない」「良い病院を見つけないといけない」などの思いで頭の中がいっぱいになり、知らず知らずに「周囲から何かをしてもらって当たり前」のような思いになりがちです。

そうして約三割の人がうつ的な症状を呈します。様々な信仰や哲学を持っていてもあまり違いはなく、誰しも人間である以上、がんになったら一夜にしてうつになることがあります。なかには自殺願望を抱く人も少なくありません。

ここで私が言いたいのは、「うつになりますよ」と読者を怖がらせることではありません。

がんになるということは、うつ症状が出てもおかしくないほどの一大事なのだということをまず受け止めてほしいのです。

告知直後はしなければいけないことが多くあったり、治療がすぐ始まったりして考えるヒマもないという人もいるでしょう。しかし、ご紹介した男性のように自宅に帰ってきた後のどこかでは、怖さや不安と向き合わざるを得なくなります。

そこで右往左往したり、うつ的になるのは当然のこと。

大抵の人は、こうした人生の「大地震」について本当に考えてみたことがありません。「老いたい」とか「病気になりたい」とは、誰も思わないからです。

「人生とは何か」「死とは何か」「人間とは何か」といったことを考えさせる教育が、日本には欠けているのではないか。相談者の声を聞きながら、私は常々感じています。

日本は医療技術においては高いレベルを誇れるものの、死の質（Ｑｕａｌｉｔｙ　ｏｆ　ｄｅａｔｈ）についての教育と、緩和ケア（スピリチュアルケア）の二つについては、まだまだ不足していると思うのです。

末期がん患者にどういう治療を施すか、末期の治療をするかしないかという議論は起こるようになりましたが、そういうことを決断する心の状態についての議論はほとんど起こりません。個人の信条や宗教などに抵触するという遠慮もあって、死の質を巡る議論を避けるのではないでしょうか。

健康な時はそれで構いませんが、がんと診断されると、これまでの価値観ではとらえきれない現実にうろたえてしまうのです。

極端な例では、告知された途端、「自分は人生に負けた」とさえ思い詰める人もいるのですが、病理解剖を通して亡くなった方に接してきた私からすれば、それは早まりすぎというものです。

健康であること、ずっと会社で働き続けられることこそが生きることのすべてだ、といった思い込みがあると、がんになることが「負け」になってしまい、がんから何かを学ぶことは難しくなります。

家族や近しい人ががんになった場合も、その人に寄り添えなくなるでしょう。

死について考える習慣は、必要なのです。死について真正面から考え始めることで、もっと別の視点、価値観があるという気づきを得ることができます。

社会的地位や名誉とは無関係に、ただここに生きていることの価値を見出す作業が必要です。

突然起きた「大地震」も、その人の人生の一部であり、死に直面する状態を免れる人は一人もいません。人間はいつか死ぬという不条理を抱えているのです。

その不条理は、人間の力ではどうしようもできないことであり、認めるよりほかにありません。

ただし、「病気」であっても「病人」ではない。これが私の持論です。

病気は遺伝病も含めて誰にでも起こるもので、その人の過ちや責任ではありません。いわばその人の個性のひとつです。

ひとつの個性で、その人の全人格を語れはしませんね。ですから、がんと診断されたことで「自分はがんなのだ、病人なのだ」と思い込む必要はないと私は考えています。

それでは日常をがんにそっくり乗っ取られてしまいます。

あなたの生活の優先順位の一番目が「がんを心配すること」になってしまって、本当にいいでしょうか。

科学的事実としては、あなたの身体の一部ががんになったということでしょう。ほかの部分には何も変わりはありません。

いままでの生活をできる限り続けたらいいのです。

男性に伝えた勝海舟の言葉は、私がよく面談者に伝える言葉のひとつです。

「やるだけのことはやって、後のことは心の中で、そっと心配しておれば良い。どうせなるようにしかならないよ」

これはがんに限らず、ひとつの困難に遭った時の心得を見事に教えてくれていると言えるでしょう。あいまいなことは、あいまいなこととして保留にしておくことも生きる知恵ではないかと思います。

「がん難民」に「がんサバイバー」。相談者のなかには、こうした言葉を好んで口にする人もいますが、私は使いません。

それらの言葉の根底に「がんになることは、まるごと病人になること」という考えが窺えるからです。もちろん、こうした新しい言葉を旗印にして、患者が集まったり、仲間を得たり、いろいろな活動ができるようになるのは歓迎すべき動きです。これらによって力を得る思いがする人もいるでしょう。

ですが「難民」とか「サバイバー」という、何か劣勢にあることをイメージさせる言葉をわざわざ自分自身に冠することはないのです。

人間には様々な面があります。

がんという一面を受け止めつつも、これまでと同じように、可能な限り自分の好きなことや好きな仕事を、無頓着なほどに大胆にしたらいいのです。

自分を心配するのは一日一時間でいい

相談者の男性も含めて、患者の多くが口にするのが、再発への不安です。

「外出している時は比較的平気でも、自宅では考えるのをやめられなくなる」
「朝と夕方それぞれ六時ごろ、そして晩御飯を食べた後に自宅で淋しくなる」

このように訴える人が多いと感じています。

乳がんになった四十代の女性も、次のように語っていました。

「いい先生に診てもらい、いい病院でがんを取り切ってもらいました。けれど、やっぱり不安になってしまうんです。先生から受けた説明を元に、七〇%くらいはきっと大丈夫と、頭で考えてはいても、患者にとっては再発するかしないか、ふたつしかありませんよね。再発してしまえば一〇〇％です。

じつは看護師をしています。看護師がこんなこと言ってはいけないとも思うんですが、今月は担当するフロアに、これ以上は化学療法もできないというがん患者さんが何人もいらっしゃって。時々不安の波が押し寄せてきて、たまらない気持ちになります」


プロなのに、心の整理がつかないものなのか、と感じる読者の方もいらっしゃるかもしれません。しかし、人はどれだけの専門家であったとしても、自分のこととなるとすべてが違ってくるものです。

こういう私も、がんと診断されたら、もちろんショックに陥ることでしょう。

この女性に再発が起きるかどうか。

それは「なぜ、がんになってしまったのだろうか」という問いと同じように、いまいくら考えても、心配しても、誰にも分かりはしません。

初めてがんになった人というのは、突然暴走を始めたトラックの運転席に座っているような状態、と私は考えています。

その人が驚いている瞬間にも、トラックは見たこともない小道を猛スピードで突っ走り、曲がったり登ったりしています。運転席から前方は見えていますが、その範囲はとても狭い。

できれば何とかして、その危険な運転席から脱出したいものです。そして、走るトラックを上空から俯瞰するような目線に立ちたい。するとここはどこなのか、どこへ向かっているのかがつかめるはずです。

早ければ半年ほどで、自然と俯瞰的な視点に立てるようになるものです。ただその人の性格や、がんの状態が大いに関係することでしょう。一度大丈夫になっても、再発したことでまた精神的につらくなるケースもあります。

では自らの力で、「危険な運転席」を脱するにはどうするか。

日常生活における「がんの優先順位」を下げることです。

家にひきこもって、がんのことを心配する時間は、二十四時間のうち一時間あれば十分です。できれば、さらにその時間を少なくして、顔を洗うことや歯を磨くことと同じレベルの生活習慣くらいにまで、優先度を下げられるといい。これならば、起きて生活するうちのひとときに過ぎません。

これが悩みの解決はできなくとも、解消はできるということです。

考えても分からない悩みを問うのを止めるということです。

東郷平八郎は舌がんになって、「毎日痛くてたまらない」と訴えたそうです。すると医者は「痛いものです」と言った。それで東郷はもう痛いと言わなくなったといいます。

ただし、がんの不安はいったん脇へ置いておこう、と自分に言い聞かせるだけでは優先度を下げるのは難しいものです。

ですから、なにか新しい対象を見つけるというのが方策です。

がんよりも没頭できるもの、打ち込めるものを探すのです。

人間は自分のことだけを考えて満足する生物ではありません。ですから、いい縁、いい本、いいものを探してみるのです。

新しい対象を、「自分」の中に見出すというのも有効な手段です。

私はよく、「苦しい時ほど、自分の役割を見つけてみませんか」と言います。自分にはこれができる、という役割意識に目覚めて他人に関心を持つことで、自分自身にこだわっていた心のあり方が大きく変わるからです。

その役割は、新たな生きる基軸にもなっていきます。

先の男性相談者も、じつはその一人です。奥さんともう一度面談に来たあと、がん患者とその家族、そのほか関心のある人々が経験を語り合う「カフェ」にも参加するようになりました。今では「カフェ」のボランティアスタッフの一員となり、積極的に発言してくれています。

その人の関心が外へ向き、心が豊かになっていく過程は、本人の表情が和らぐことでこちらに伝わってくるものです。そういう姿を見ると、私自身も慰められます。


ただし読者のなかには、いま悩みに悩んで、眠れないという方もいるでしょう。そんな方のために、ある母親と息子の相談例も紹介してみましょう。

世の中にはがんに悩むどころか、「がんだと認めようとしない」人もいるものです。このとき息子に連れられてきた母親（八十八歳）もそうでした。しかしよく話を聞いてみると、彼女にはある考えのあったことが浮き彫りになったのです。

「がんをいじめないで終わりにしたい」

息子「私の目からは誠実で、説明もしっかりしてくれる主治医なのですが、母が言うことを聞かなくてお手上げ状態なんです」
母親「私は毎日、自分の身体の声を聞いて生活しているものですから。本当に主治医の先生は私のことを分かっているのかなと。がんと言われたんですけれども」
――がんですか。どこのがんですか。
息子「胃の出口、腸との境目あたりです。救急車で○○病院に運ばれて、内視鏡検査で分かりました」
母親「いつもより少し多めに夕飯を食べた後、倒れてしまったんです。病院で、救急の先生は大丈夫と仰ったんですが、入院して検査することになりました。すると胃と小腸にポリープがあるって。でも体調も戻ってきたし、退院させてもらうことになりました」

息子「母は独り暮らしです。退院して数日後、主治医から私に電話が掛かってきました。胃カメラ検査をもう一度したいけれど、母がうんと言わないって」
母親「病気という病気はこれまでしたことがありません。先生はがんだって仰るけれど、私はそこまで感じない。入院中に四キロ減った体重も元通りになりました。だからそんなに騒がなくても」
——ポリープ状のものは、病理学的にがんと診断されたんですか。
息子「はい。胃の出口をほとんどふさぐほど大きいものでした。それが侵食、浸潤……しているかどうかは、来週また入院したうえで検査したいと」
——下にどれほどもぐっているかはまだ分からない、と。
息子「それを詳しく検査したいということでした。ほかに腹水も溜まっているので、小腸のポリープは内視鏡で取ってしまいましょうと。先生は、体力があれば手術に耐えられるから、母の意思を確かめながら内視鏡手術をやりたいということでした。胃のほうは開腹手術になるそうです」
——今日、一番聞きたいことは何ですか？

息子「母は気が強くて、自分の生き方を押し通してきた人です。今回も、検査も薬もみんな嫌がっています。私はがんじゃないからって。

そんな母親のことは……泣かれるよりは、気丈にしてくれているのがありがたいことだとは思うんですが……見つかったがんを放っておくわけにはいかないでしょう。ちゃんと現実を見て、後悔のない選択をしたいんです」

母親「がんと仲良くして、あまりがんをいじめないで終わりにしたいなっていうのが私の希望。その過程がどうなるかなっていうのが心配ですね。

いまは買い物カートに助けられて一人で外出できますし、自分のことは自分で済ませられます。でも開腹手術をしてお腹に力が入れられなくなったら、歩けなくなるかもしれない。もう私は充分生きました」

息子「そうか、そう考えていたんだ……。でも先生、母は主治医にも屁理屈を言って、がんですよと画像を見せられても信じません」

——お母さんが間違っていても、まずはそのまま認めないといけない。否定することからは何も始まりませんよ。なぜ「がんじゃない」と思っているのか、それを知らなくてはいけませんね。いま一番困っているのは、お母さんなんだから。

息子「ああ、それはそうです。困っているのは母なんです」

――正論より配慮ですよ。自分の気持ちや知識で接するのでなく、相手の必要に応じて接することですね。


このように、家族と一緒に見える人は少なくありません。子ども四人を引き連れて、大家族でやってきた相談者が過去最大人数だったでしょうか。

いつも顔をつき合わせている家族でも、家の中ではなく、こうした対話の場に着いて話してみると、お互いに思わぬ覚悟や考えが現れてくるということはよくあります。

「あまりがんをいじめないで終わりにしたい」――がんじゃないと言い張っているこの母親ですが、本当のところはご自分でよく分かっているという気がしました。

「がんじゃない」と言うのは、そばで付き添ってくれる息子さんに、甘えているところもあるのでしょう。

女性がなにより大事にしているのは自立して暮らすということのようです。その基軸があるから、がんと分かっても、自分らしい生活を敢えて変えない。

その姿勢は立派だと思います。それが、がんに人生の優先順位を奪わせないということのひとつだと思うからです。

ふたりの相談は、今後の治療をどうするかということに移っていきます。

――昔は告知さえしなかったけれど、本人の意志で治療を決める時代になりました。医療者はこの場合こうしたらいいと考えて話しますが、最後は患者自身が決めます。

息子さんの話を聞いていると、主治医の方は一生懸命診てくれるお医者さんだと思いますよ。先生も患者も、お互いの意見をちゃんと聞いて決断するのがいいね。お互いに人間として心をひらいて聞いて、結論は自分で決める。そうすると先生もわかりましたというから。

母親「歯科でも内科でも、私には長く診てもらっている先生がいるんです。今回の先生は本当に若くて、そして初めてなんですね。先生にとっても私は初めてでしょうが……。自分の中で迷っているんです。がんというものと最後まで共生できないか」

――共生ではなくて、共存ですね。あってもらっては困るけれど、存在を認める。がんはもう、それを抱えながら生きることを目指す慢性病になってきていますよ。

息子「母の一番の問題はがん患者であることを認めないことだと思っていました。でも母親の気持ちを尊重していいんですね」

――いいんです。まずふたりで先生のところへ行って、これからのことをじっくり話す。そしてその場では決めないことですね。「一週間後にまた来ます」といえばいい。

しばらく治療せずに様子を見ると決めるなら、在宅医療に来てくれる先生を紹介してもらえるよう頼むとか、何かあったらまたお願いしますと頼むとか、やりかたがありますよ。それを意識的にやらないとね。

お母さんが間違っているように思えても、まず認めるんですね。それがあなたの心も豊かにする。

あなたがついているじゃない。あなたがいて良かったじゃないですか。お母さんに後ろから寄り添うということですよ。それは人間として高尚です。

息子「難しいかもしれませんが、やってみます」

患者に必要なのは覚悟

よく言われることですが、いまの医療現場は医師中心で、患者との対話が不足しています。それが、患者に医療への不満を抱かせている側面は確かにあるでしょう。

相談者の母親が「若い」と感じた主治医も、若いのは事実でどうしようもありませんが、患者との会話を成立させられなかったのでしょう。

もうひとつ、医療不信が募りがちな背景には、治療の選択肢について、患者自身が覚悟を持ったうえで決断するのが難しいということがあると思います。

治療法を選択するとき、何が本当に良くて、何が本当に悪いのかは、誰にもなかなか言えません。手術したほうが良かったのか、しないほうが良かったのかといった問題の因果関係は、完全に明確にはならないからです。

だからこそ、患者さんが自分で納得し、自分で決める、というプロセスが重要です。「自分で決めた」という段階を経ないと、どうしても医者をけなしたり、「ああすれば良かった」と後悔したりすることにもなりがちです。

ではその覚悟はどう決めるのか。その第一歩は、さきほどもお話ししたように、がん告知のショックから何とか脱するということです。

入院だ、手術だ、自宅療養だという展開が待ち受けていても、それを俯瞰的に眺める余裕があれば心を穏やかにしておけるはずです。

次に主治医と心をひらいて話し、時間をおいてから決めるということです。なかには「一週間、考えてみてください」と言われたのに、様々な事情からそれができない人もいるものです。その場合は、無理やり決めてしまわずに、「決められなかった」と相談しにいけばいいではありませんか。

ここまで個人面談の様子を読まれて、意外な感じがした方もおられるでしょう。「がん哲学外来」はセカンドオピニオンを得る場と思っていたけれど違うのか、と思う方や、筆者は医療従事者というより「おせっかい焼きではないか」と思う方もいらっしゃるかもしれません。

どちらもその通りです。

セカンドオピニオンについては、相談者が自分の検査データや画像フィルムを持ってきて「見て」と言ってこられた場合にはもちろん見ます。場合によっては「セカンドオピニオンをもらいに行ってはどうですか」と言うこともあります。ですがそれらの資料には相談者の悩みは書いてありません。

患者が自ら語ることそのものが、私の外来の対象なのです。

また無料で悩みを聞くからと言って、ここは「傾聴」の場でもありません。

傾聴とは一般に、相手の言いたいことに受容的・共感的な態度をもって耳を傾けることやその技法を言います。

もちろん傾聴には様々な効用があるからこそ、広がりを見せている活動です。ですが「どういうお悩みですか、お話ししてください」と言って、患者の話をひたすら聞くだけでは人間同士の対話に至らないことが、ままあります。

つまり傾聴だけでは、その人の心の尊厳に触れないのです。

「立ち入った話をしておいて良かった」

「どこの病院に行っていますか」「年齢は」「職業は」「趣味は」「いま、何人で住んでいますか」「親御さんは元気なんですか」などと、私は家族のことなどもよく聞きます。立ち入った質問と受け取られるかもしれませんが、これまでの経験では、みな自然に話してくれました。

人間同士で対話するには、その人の個性を知ったうえで寄り添う必要があるのです。そして隠したいことや触れたくないことにも触れることで、相談に来た人自身が変わるきっかけになるということがあります。

誰にでも言える話をしているだけでは尊厳に触れることはできません。従って変化のきっかけもつかめません。

人は、尊厳に触れる深い場所まで潜ってそれを汲みあげないと、心が落ち着かないようになっている。これが、私なりの対話を続けてきたうえでの実感です。傾聴だけではすき間は埋まりません。

幸いなことに「あのとき先生に立ち入った話をしておいて良かった。あれ以来、人前でも普通に振る舞えるようになった」と言ってくれる人が多くいます。

自分の苦しみを人前で口にしたり、安心して共有したりする場は意外にないものです。しかし、そうした場がひとつあるだけで、人生への向き合い方が変わる人は大勢います。

私は対話の時間を通して、相談者のなかで何かが変わることが最も重要だと考えています。ですから、全神経を集中させて相手の話を聞いたら、今度は私が、みずからの存在をかけて、本章でお話ししてきたような「ことばの処方箋」を出します。

そのおせっかい具合と来たら、相当なものかもしれません。ですが、それらは相談者の周りにぽっかり空いた医療のすき間を埋めるための〝偉大なる〟おせっかいです。くれぐれもこちらがこちらの都合で接する〝よけいなおせっかい〟にならないよう、細心の注意を払っています。

ただしこうした私なりの「処方箋」も、私の知識や感性だけで出せるものではありません。ですから尊敬する「先人たち」にご登場願います。このことはまた後の章でお話しできるでしょう。

相談者のなかには、何回も通って来る人、がんが再発するごとに相談に来る人もいます。それでいいのです。悩みや苦しみはそう簡単に収まるものではありません。相談の翌日にまた不安になったら、また私のところへ足を運んで下さったらいいと、尋ねられるごとにお伝えしています。

さて、がんになった人にとって、がん細胞よりも悩ましいものがあると言ったら、少し驚かれるかもしれません。

その答えは、人間関係。次の章はそんな相談を中心にお話ししていきたいと思います。

2章

がんより悩ましいのは「人間関係」

「患者会に行けなくなりました」

四十代の男性相談者は、部屋に入って開口一番、こう言いました。

「じつは、がん患者会に行けなくなってしまいました」

がん患者会は、病院や自治体が行っている支援事業の一種で、がんになった人々同士が語り合う会です。

基本的に参加は自由で、「いらっしゃいませんか」という案内が掲示板などに出ているのをご覧になったことがある方もいるでしょう。

「胃がんの手術が終わって退院した後、その病院の会に参加するようになりました。ですが雰囲気が重たかったんです。何だか先輩に説教される感じなんですね。それも若くて、再々発しても頑張っているっていう人が偉い。

『三歳のわが子のために、私は生きなければならないんです』って大声で仰る方もいて、それは立派なことだ、尊いなあと心から思うのですが、私はそこまでは他人に言えないなあなんて……。

がんをどう受け止めたらいいのか、あるいは、これから生活を立て直していくコツみたいなものについて、経験者の方とお話ししたかったのですが、初めてのがんの私は、あまり発言する立場でないというか……。

そうかと思えば、『今度、ウサギを飼ってみることにしたんです』と、一見がんとは関係ないことを言うおじいさんもいて、私はそちらの方のほうが自分の心持ちに近いなあなんて感じました。そしてだんだんと、足が遠のいてしまいました。

もう少し我慢してみればよかったんでしょうか。せっかく見つけた『行ける場所』を、なくしてしまった気持ちなんです」

同じ境遇の人が集まるというと、温かな集いがイメージされるものですが、患者会はじつは難しいところがあります。

無意識のうちに、患者同士で傷つけあうことが多いからです。それにがんほど、症状も経過も個別的なものはありません。

かと思うと、「看護師をしています」とつい正直に話してしまったために、患者会で先生役を務めなければならなくなり、落ちつけなくなったという相談者もいました。

こういう相談を受けると、私は患者会はどこかひとつと最初から決めつけず、いろいろなところへ顔を出してみてはと勧めるようにしています。

がん患者会と、私のところの「カフェ」はすこし違っています。

それはカフェに参加する人のうちがんの患者は半分ほどで、あとは医療関係者や医学部生、患者の家族、一般の人などだという点です。そしてテーブルにはお茶とお菓子があります。

特に理想形、モデルがあるわけではありませんが、目標はあります。それは立場の違う人々が同じテーブルについても、三十分間、苦痛を感じない関係を作ることです。

先の男性は患者会に「行けなくなった」と語りましたが、実際には人間関係でつまずいてしまい、「行かなくなった」わけです。

私のところで語られる相談のうち、がんそのものの悩みより多いのがこうした人間関係の悩みです。意外に思われるかもしれませんが、悩みのおおもとは人間関係にあるケースが相談者の三分の二を占めているのです。

がん患者の悩みといえば病気や死についてのものだと思われがちですが、実際は、がん患者も健康な人と同じように、いやそれ以上に、人間関係で深く思い悩んでいるのです。

この章では、そうした相談のいくつかを紹介していくことにしましょう。

順天堂医院でがん哲学外来が発足した八年前は、がんの悩み、職場での人間関係、家族内での人間関係がちょうど三分の一ずつだったと記憶しています。ただ幸いなことに、職場における悩みは、着実に減少傾向にあるのです。

がん患者に対する社会的な理解が進んでいる、ということなのでしょう。もちろん、いまだに、休職の理由ががんであることを隠さないと職場復帰に差し障るとか、復帰できたものの治療と仕事の両立が難しく、雇用形態を変えざるを得ない、などといって悩む方たちはいます。

「やはり社会は病気の人に冷たいですね」という声を漏らす相談者の方も、たくさんおられました。これはこれで大変深刻な問題です。

それでも、以前と比較すると、たとえば一般企業ではがん治療を受ける社員に対する受け入れ態勢がだいぶ整備されてきました。働き盛りの年代でがんになる人も多いため、社会的な関心が持たれるようになってきた証拠だと思います。

ところが人間関係、特に家族との関係で悩む相談者の数は一向に減りません。

患者会くらいなら行かなくても大した問題ではないのですが、家族と接点を持たないわけにはいきません。

がん患者を受け入れる環境が社会の中ではある程度整ってきても、家庭では「がんになった夫」「がんになった妻」「がんになった親」がなかなか受け入れられない。そのことが原因で悩む人がとてもたくさんいます。

家族のほうも、頭では「がんになった夫（妻、あるいは親や子ども）を理解しなければばいけない」と思っているようです。しかし、実際にどうやって接したらいいのかわからない、というケースが非常に多いのです。

夫の冷たさと妻のよけいなお節介

「自分のがんを、子どもにどの程度話していいかわからない」といって悩む親。

「親ががんで苦しんでいることは薄々感じているのに、話してくれない。これからずっと気づかないふりをし続けるべきなのか」という子ども。

しかし、なかでも突出しているのは「夫の心の冷たさ」に苦しむ妻と、「妻のよけいなお節介」に悩む夫という構図です。

「夫の心の冷たさ」とは、たとえば、がんになる前の妻に家事をすべて頼っていた夫が、家事が満足にできなくなった妻に対し、不満を露わにするようなケースです。

もちろん夫も、がんになって大変な妻を理解しなければいけない、とわかっています。しかし、それまで当然だったことがそうでなくなるのですから、知らず知らずイライラを溜め込み、妻に冷たい態度を取ってしまうのです。

あるいは、がんになった妻が毎日家で「つらい」とか「悲しい」と言って嘆くため、夫は帰宅するのがおっくうになり、結果的に妻が抱える悩みを増幅させることもあります。

外で忙しく働く夫の立場に立ってみると、妻の病気を理解したい気持ちはあっても、リラックスしたい場所で塞ぎ込まれてはたまったものではありません。そういう場合、夫はだいたい「残業だ」などと言って仕事に逃げ込み、妻の孤独感をさらに募らせます。

極端な場合は、女性問題を起こしたりすることもあります。子どもがいる家庭の場合は、夫のそうした行為が子どもをも悩ませ、新たな家庭問題を生んでしまいます。

また、普段口下手な夫の場合、悪気なくかける「どこが痛いんだ?」「本当に大丈夫なのか?」「頑張れよ」などという言葉が、深く妻を傷つけてしまう事例も見てきました。

一方で、夫に対する「妻のよけいなお節介」もかなりのものです。

よく聞かれるのは、たとえばがんである夫の気持ちをどこかに置き忘れて、テレビや雑誌で知った「がんに効く食事」や「毎日するといい健康法」などを、妻が無理やり実践させるケースです。

何とか体力を回復してほしいという思いは間違ってはいないものの、消化器系のがんを患っているのに「あれを食べなさい」「これが効くらしいから毎日飲んで」「一生懸命つくったのよ」とうるさく言う妻に辟易した夫もいました。

これでは当人にとって大きな負担になってしまうでしょう。

また、がんになった夫は置かれた状況を客観的に把握し、ある程度気持ちの整理もついているのに、妻のほうが心配ばかりしてあれこれ口出しするというケースもあります。せっかく夫が前向きになろうとしているのに、妻がオロオロし、「親戚には言わないでおいたほうがいいかしら」とか「入院費は何とかなるのかしら」など、夫の苦しさと直接関係しない「自分の問題」ばかりを口にしたら、夫の気持ちも萎えてしまうというものです。

これらは患者の家族に、うちはどうかなと一度考えてみて頂きたい問題です。

がんになったことを親戚に知らせるのかどうか、じつはこれもよく聞かれる相談です。

「がんのことを自分の兄弟にも話せなくて、孤独に感じる。当事者の自分は言っても構わないと思っているが、妻が口止めをする」（六十代男性）ということもありました。

基本的には治療を受けている当人の意向を大事にするのがいちばんで、家族でよく話し合うことでしょう。この問題に関連した、四十代の母親の相談例を見てみましょう。

「お母さんのがん、誰にも言わないでね」

四十代の母親は主婦で、三年半前に乳がんを発症したといいます。そして面談の一か月前になって、肝臓に多発性転移がんが見つかりました。この日は高校三年生の息子を連れてやってきました。

母親「私、息子に『あなたの友だちには私のがんのことを言わないで』と言ってしまったんです。息子がそのことでプレッシャーを受けているんじゃないかと心配になって……。

私のほうはカミングアウトというんですか、知り合いにも乳がんの人がいるので、時々集まっては何でも打ち明け合うことで気持ちを整理できているんです。でも息子は、もともと溜め込む性格でもあるので、言わないでと口止めしてしまったことでどうなんだろうと心配で……」

――（息子に）学校の友だちや先生に、お母さんのがんについて話したいという気持ちはあるの？

息子「いえ、特に……」

――隠しても、いつか分かることもあるものです。これからもし、話したいという気持ちになったら、親しい友だちには話したらどうですか。それで友だちやその周りから「お母さん、がんなの？」って改めて聞かれたら、「うん」と答えればいいじゃないですか。

自分から言うことと、隠さないでいるということは違いますよ。隠すべきこともあるけれど、隠さないでいいこともある。病気は誰にでも起こるものだから。

もしかすると、同じように親ががんだという友達が話しかけてくるかもしれない。そこで得られることもあるかもしれない。
息子「はい、分かりました」
母親「先生、ありがとうございます。これまで私が『本当に大丈夫なの？』『ごめんね』って何度話しかけてみても、息子はちゃんと返事をしてくれなかったものですから……。今後のことまで教えてもらって、気分が楽になりました」

続いて、娘さんの登場する相談を挙げましょう。五十代の乳がん患者のものです。

「手術のあとに抗がん剤、放射線、ホルモン治療をしています。抗がん剤はつらかったですけれど、山場は越えたって主治医がほめてくれたんです。ですからがんについてはそれほどつらいというわけではないんです」
——一番気になっていることは何ですか？
「うちの娘たちがね……。三人いるんですが、だれも家を出ていかなくて。特に三人目は大学を卒業したばかりなのに、就職活動すらしませんでした。じゃあハローワーク行ったらって言っても動かないんです。

気持ちだけは優しい娘なので、娘なりに私のがんのことがこたえているみたいです。初めて話をしたその晩は、布団にくるまってしばらく出てきませんでした。末の娘のことでいろいろ不安になると、手術の傷口が傷むような気がします。

ただ一度、具合が悪くなって家で倒れたときには娘がいてくれて助かりました。耳元へ電話を持ってきてくれたので、病院にすぐ連絡できたんです。もし娘がいなかったら、床で何時間も動けないままだったでしょうね。

でも就職先がないなんてねえ。どうしてもよそと比べてしまうんです」

がんは感情のひだを繊細にする

読者の方々は、この二つの相談を読んでとまどわれたかもしれません。どちらの相談者も、がんのことはそっちのけのように見えたのではないでしょうか。そもそも他人には、二人が悩んでいるかもわかりづらいところがあります。

最初の母親は、勝手に息子の心中を慮り、心配をしています。しかし当の息子は母親が思っているほど、母親のがんについて周囲に語りたいとは思っていません。それはそうでしょう。話題にして楽しいものではないのです。それなのに母親があれこれ声をかけてきても、答えようがないのです。

もともと思春期の息子さんは、母親と何でも話し合いたいという心境ではなかったのかもしれません。でも、そこが母親には分かりません。だから、自分の病気のことではなく、息子のことを心配しているのです。

後者の悩みにしても、母親のがんと娘さんの就職にはおそらく関係はないでしょう。自分の病気をきっかけに、これまで娘について抱えていた心配や不満が噴出してきて、それを私にぶつけずにいられなかったのでしょう。

「心の冷たい夫」「お節介を焼きたがる妻」の話から二人の母親の相談まで、ひとつ共通点があるのにお気づきでしょうか。

それぞれの悩みは、家族の誰かががんになる前から潜んでいた家庭問題であり、それががんをきっかけに表に出たり、再燃したりしたに過ぎないということです。

健康なときは仕事に家事に学校にと、家族のそれぞれがみな忙しいこともあって、問題が表面化しなかっただけに過ぎません。そのままにしてきた問題が、がんを契機に噴出しているだけなのです。

私の経験上、家族のひとりががんになったという現実に、家族がどのように向き合い、日々の暮らしのなかでどこまで話し合っているかによって、悩みの程度、内容はまったく違ってきます。

がんに限らず、仕事中や外出中には気を張っているため、何とか仕事や用事をこなせるという患者も、家に帰れば疲れが出て、ぐったりしてしまうものです。家族は自然と、そうした姿ばかりに接することになるわけですが、ありのままの状態が自然と認められることが何より大切です。

健康な人でも、家の外と内では見せる顔がある程度違うのは仕方がないのですから、がん患者が家の外と内とでギャップを見せることはぜひ大目に見てほしいものです。

また、患者が家で療養することもありますが、それは本人にも家族にも「これまでなかった日常」でしょう。それがお互いに苦痛に感じないようにすることも、とても大事です。

本章の冒頭で「カフェでは三十分間、いっしょにいて苦痛にならない関係が目標」と言いましたが、これが家では特に必要です。

一緒に部屋にいてテレビを見たり、何かをしたりするとき、あるいは特にすることがないときでも、そこにいることが苦痛にならない雰囲気があるか。家庭では互いに、このことを意識してほしいと思います。

何でも気兼ねなく話せて、苦痛にならない雰囲気作りは、簡単ではありません。そのために、がんを含めて病気になると感情のひだが敏感になることも知っておくのがいいと思います。

対人関係のなかで相手が自分のことをどこか負担に思ったり、避けようと思ったりしていることを察知するようになるのです。

がんより就職しない娘さんが気にかかるという女性に、私はこんなアドバイスをしました。

「娘さんのことは、よそと比較しないことですよ。いま彼女には時間がたっぷりあるのだから、今後の病院にも、私のところへ来るのにも、とことん付き合ってもらえばいいじゃないですか。

気持ちが優しいのは何よりです。外では立派に見えても、病人と一緒にいられない冷たい人が多いんだから。その逆があっていい。この経験はどこかで娘さん自身の役に立つと思いますよ」

ところが女性はこう言いました。

「ええ、ご近所の方なんかも、もっと旦那や娘に甘えて、病院に付き添ってもらったりしたらと言うんですけど、私は十分です。気持ちまで病気になりたくないんです。がんになった人の出てくるテレビドラマなんかも見ますが、ああいうのは必ず、家族がみんな優しいですよね。でも私はああされたら本当に病人になってしまうと思う。

なるだけ前と変わらずパートに出たいですし、コンサートも行きたいんですね。それを家族に止められたらストレスです。それがないのはありがたいなと思います。

でもそうですね、こういう病気もあるんだということが、いつか子どものためになるなら……助けてもらうのもいいかもしれませんね」

——旦那さんはどう言っておられるのですか。

「うちの人はほとんど喋らないんですが、いつもそこにいてくれるっていう、地縛霊《じばくれい》みたいな安心感だけはあります。真面目に勤めてくれてもいます。

この病気になってよかったと思うのは、いつも私ばっかり一方的に話してばかりなんですけれど、夫がちゃんと耳を傾ける気持ちになってくれたということでしょうか」

この病気になってよかったことは、と口にする人は、たとえその時だけであったとしてもぱっと表情が明るくなり、目もいきいきしているものです。

私はいつかこの女性が娘さんと一緒に訪ねてきてくれるのを楽しみにしています。

「私が、父を殺してしまいました」

家族関係にまつわる相談のなかで、「これからこうしてみたらどうですか」と提案ができるようなものは、「まだ軽度」ということができるかもしれません。

なかには亡くなった家族との関係について、後悔の気持ちにさいなまれ続けている人もいるからです。

家族をがんで亡くしたあと、罪悪感でいっぱいになるという声がよく聞かれるのです。

「父親の闘病中、何であんな態度をとってしまったのだろうか」

「あのとき、不親切にしてしまった。頼まれごとを素直に聞けばよかった」

「看病に手を抜いてしまった」

「仕事が忙しいのを言い訳に、一〇〇％向き合わなかった」

「喧嘩ばかりしてしまった」

「つらいのは母なのに、文句ばっかり言ってしまった。謝れるものなら謝って、謝りたい……」

十六年間、がんの父親を看病したという女性がいました。

看病のために彼女は仕事を辞め、自分の時間のほぼすべてを看病に充てたそうです。結婚したいとも思っていましたが、自由に外出ができる余裕はありませんでした。長く苦しんだ父親を看取ったあと、彼女はこんな思いを抱くようになります。

「再発のとき、自分が最初に連れて行った病院が悪かったのではないか」

たしかに、その次に受診した病院ではがんの生じた部位の見立てが違ったそうなのです。

女性は言いました。

「だから自分が、父を殺してしまったようなものなんです。父の最期を踏みつぶしてしまった」

聞くと、父親が亡くなったのはもう十年も前のことだといいます。それほど長い間、苦しい思いを抱え続けていたのです。

女性は面談のあいだずっと、ハンカチを手放すことはありませんでした。

家族だからこそ、いろいろ悩み始めると終わりが見えなくなる、ということがあります。客観的に考えれば、娘さんに非があるとはとうてい思われません。しかし、家族の思いはここまで深いということです。

難しいのは、家族への看病に打ち込んだからこそ、生まれる喪失感もあることです。

何年もがんの肉親の面倒を見ていると、そのことがかえって自分に「生きる力」や「使命」を与えるのです。そういう、ある意味で「生きがい」を持って看病だけに身を捧げた人ほど、肉親が亡くなることでその「生きがい」をなくし、大きな喪失感を味わうことになってしまいます。

しかし、このように深い悩みを抱えても、看病がほかにない経験をする機会だったと捉えることができれば、きっとまた自分で歩き出すことができます。

それには、なにか新しい「対象」を見つけなければなりません。これは前章で述べたように、優先順位を下げるという考え方が有効です。

近しい人を亡くしたあと、さまざまな理由から数年経ってもその悲しみや喪失感から立ち直れない人は大勢います。家族をはじめ大切な人をなくした大きな悲嘆をケアすることをグリーフケアと言いますが、そうしたグリーフケアの場も、現実には非常に限られています。

そういう事情もあって、必ずしもご本人ががんでないという相談者もよく来ます。私との対話が、ある意味でグリーフケアになっている、という側面があるようです。もちろん私は、どなたにも大きく扉を開けて待っています。

がんになった人を悩ます人間関係を、どう解きほぐしたらいいものか。最後に、がんになった人にできることについて述べ、この章の締めくくりとしましょう。

困難にある人の笑顔は、周囲を慰める

先日、私は岡山県瀬戸内市にある長島愛生園に行ってきました。

ハンセン病の人たちが暮らしている国立の療養所です。かつては二千二十一人（昭和十八年）いた入所者も、いまは二百十二人に減りました。ただし平均年齢は八十四歳です。

がんになる人ももちろんいますから、ここで患者同士が語り合う「カフェ」を開催している縁があるのです。その日のカフェは、愛生園に尽くした精神科医の故・神谷美恵

子さんの追悼会を兼ねてもいました。

このとき私は不登校の経験のあるという学生ふたりと並んで丸いテーブルにつきました。

すると入所者の男性が話し始めました。

「私には指がない。目も見えない。そしてがんになりました。三重苦だ。私の生きがいは何なのだろう。生きている意味をどう見出したらいいのだろう」

重い吐露に、誰も言葉を発することはできませんでした。

学生ふたりは視線を落とし、顔を落とし、背筋を曲げて黙り込んでいます。

私はしばらく考えて、ふと思い浮かんだことを口にしました。

「ヘレン・ケラーも、三重苦だったですね」

すると男性がにっこり笑ったのです。そして「ははは、そうでしたねえ」と続けると、学生たちはいつの間にかしゃんと前を向いていました。

困難にある人の笑いは、周囲をなぐさめるのです。

このあと学生たちは、進んで男性に話しかけ、笑顔で談笑していました。

大変な状態にあるときに、自ら笑顔を見せる。ときには歯をくいしばらなければならないでしょう。すると、伴侶から、家族から、笑顔が返ってくるものです。

それが誰にとっても、関係を変えていく、小さくとも新たなスタートになるということなのです。

「大腸がんのあと三年ぐらいは、いつ再発するか不安であると同時に、いい意味の緊張感があった」と、懐かしむように振り返っていたのは六十代の女性です。

病状が落ち着いてくると緊張感が薄れてきて、そのぶん「まったくくだらないとも思える」ような事柄で、家族でいがみ合いが生じるようになったそうです。

この場合にも、私はまず、「あなた自身が笑顔になってみたら」と話をしました。

人生の目的は、品性を完成すること

病気になるまでは、家族や友人、知人を含めて、自分以外のなにかに期待している人が多いようです。知らず知らずのうちに人生に期待している、とも言えるでしょう。期待するから「次はこうしたい」「ああしたい」と思い、どうしても他人との比較を基準に生活してしまいます。

しかし基準が他人との比較にあると、比較できる対象は次から次に生じて、失望することが多くなってしまいます。

がんになった途端に「人生もう終わりだ」と思い詰める人には、こうした傾向がより強いように思います。

ここで、思い切って発想を転換してみるのです。

自分は人生から期待されている、と。

最初はなかなか分かりづらいでしょうが、いま周囲や家族から自分は何を期待されているのかを考えてみると、新たな視点が開けてきます。

「人生の目的は金銭を得るに非ず、品性を完成するにあり」

これは内村鑑三のことばです。

がんの治療があって、前のように身体に無理が利かなくなった。そういうときこそあなたの品性が試されるときです。

たとえ今はいがみ合ったり、冷たい態度が目立つ家族でも、お互いのことはよく見ているものです。品性の完成に向けて努力することは、いつか必ず家族のためにもなるでしょう。

肉体的、精神的な苦難に遭うことで忍耐が生まれ、忍耐が生まれることで品性が出て、品性が出ることで本当の希望も生まれるものです。

耐えられないほどの苦しみは、そうそう与えられません。

そう考えると、がんになることは、前向きに生きるための気づきを与えてくれるいい機会ともいえるのではないでしょうか。

よく高齢者の人がテレビのインタビューなどで、「人に迷惑をかけたくないから、ピンピンコロリ（直前まで健康でいて、急に亡くなること）がいい」などと言っています。

しかし「ピンピンコロリ」だったら、みずからの品性はどういうものか、自分にはどれだけの忍耐力があるかといったことに気づく機会を持てないまま死ぬことになります。

がんについても、人間関係についても、「次にどうすべきか」は、他人が考えても意味がなく、人から言われたことを実行しても効果がありません。

自分にとって根源的な問題や生きる意味に向き合い、自身で行動に出てみて初めて、その先を見つけられるのです。

他人との比較を離れ、自分の品性と役割に目覚めると、「明日死ぬとしても、今日花に水をやる」という希望の心が生まれてきます。

「がん哲学外来」での対話は、悩みのさきにある希望に気づいてもらうためのものなのです。

3章

治療を邪魔しているのは何か

「東大の先生がやっているプロポリス」

「こうすればがんが消える」

「○○の習慣でがんが消えた」

「▲▲は食べるな、□□を毎日食べなさい」


こうしたメッセージがいま世の中に溢れています。

健康なときにはまったく目に入らなくても、自分自身や近しい人ががんになったとき、そういう記事や本に対して自然とアンテナが立つようになり、つい読みたくなる気持ちはよくわかります。

しかし、ほとんどはあまり意味のない情報だ、と私は思っています。

食べるものについて、生活習慣について、治療の選択肢について、日本ではまだ行われていない治療法について――。

先に述べたように、そうした情報を集めることに目がいって、本来の治療をどうするかが手つかずになっていることがよくあるのです。

それでは後々、本当に困ることになってしまいます。

この章では、相談者と一緒に「何が治療を邪魔しているか」を探ったケースをご紹介していきましょう。

最初は、ご主人が大腸がんで入院しているという女性の相談です。

「よろしくお願いいたします。主人のところへは毎日通って様子を見ているのですが、退院した後のことが色々と気になってきました。

私ができる食事のこと、生活面でのことについて聞きたいと思って参りました」

――本にも雑誌にも、いま色々な情報が出ているでしょう。

「ええ、できるだけ読むようにしています。でも『これを食べなさい』『野菜ジュースを摂りなさい』『冷えを防ぎなさい』って、限りがなくて。どれを信用したらいいのか、分からなくなってきました」

——たとえば食事療法について、健康なときに、がんを予防するための食事を心がけるのだったら、いいと思いますよ。でもがんになってから予防の食事療法を一生懸命やるというのはどこかおかしいですよね。がんはもう起きていることなんですから。

そういう情報に期待しすぎると、疲れてしまいますよ。

「ああ、そうですよね。子どもたちも、一喜一憂するなと言ってくるんです。私があちこちから情報を得ているから。いまは知人から、がんを消すっていうプロポリスを勧められているんです。東大病院でやってるものだからって」

——東大の誰がやってるの？

「それは分からないです。東大の先生だって」

——本当に興味があるんだったら、何という先生が研究しているものか、確かめた方がいいですよ。東大病院に、本当ですかと聞いてみることもできるでしょう。

がんに効く食べものなんていうのは、それを食べたある人のがんは「消えた」かもしれないけれど、ほかの人のがんは消えません。それが本当に効いたかどうか、検証するのは難しいことなんです。

全員に何かしらの効果があれば、それはもう薬ですよ。「これでがんが消えた」と言う人がもし目の前に現れたとしても、私はその効果は本当には分からないと言いますね。食事療法はまったくのグレーゾーンです。

「じゃあ、何もできることはないんでしょうか？」

――やってみたいなら、やるといいんですよ。私は、安いものならば、いいと思いますね。この間、「これを毎日飲んでいる」と言って、栄養ドリンクの小瓶を持ってきた相談者がいました。一本七千円するそうです。

「えぇーっ、毎日七千円？」

――その男性は、いろんな食べ物やサプリメント、民間療法を試してみて、そのドリンクに行き着いたということでした。それで、その人の相談は何だったと思いますか？

そうしたドリンクを飲んでいると医者にうっかり言ったら、関係が悪くなってしまったと言うんです。

民間療法はいい加減なこともあるから、真面目にやっている医者ほど否定的に言うんです。私はどう思うかと聞かれたら、効果はわかりませんと言いますね。それだけです。何がいいか、悪いかはわからない。

がん患者のなかには自己破産している人も出てきています。とても高額な分子標的治療薬でも、海外で使用されている未承認薬でも、どれだけ払ってもいいからと試しているとそうなる。

「そうなんですか……」

——情報はいくら集めても、終わりがないですよ。いつの間にかそれを集めることが目的になって、ゴールがなくなってしまうから。ゆっくりご主人に寄り添う時間のほうが、大切ではありませんか。

食事については主治医の先生とじっくり話してみたらいい。

「本当に……そうですね。そうしてみようと思います」

意識的に、情報に振り回されないようにしておくこと。

これは、あふれる情報にアンテナを立てることより何倍も重要なことだと思います。

日本で認可されていない薬について、すこし解説しておきましょう。

新薬の認可に時間がかかると言われてきた日本の厚生労働省も、最近はなるべく早く認可する傾向に変わり、特にがん細胞の構造を狙い撃ちできる分子標的薬の多くが保険適用薬になってきました。

しかし次々に新しい分子標的薬が出てくるため、認可がなかなか追いつかないところがあり、「使いたいけれど使えない」と訴える患者もたくさんいます。

なかには、海外で開発されてまもない薬をインターネットで独自に購入する患者もいます。もちろん保険適用外であるため、ひと月分が何十万円単位になるなど非常に高額なものが多いことは事実です。

そうした治療法を、自分でネットで探して「この治療法を受けさせてほしい」と依頼する患者さんも出て来ました。

ただ、新薬の効果についても、抗がん剤と同じでやはり一概には言えないのです。がんのタイプによって使える人と使えない人がおり、使ったとしても効く人と効かない人に分かれます。

食事やサプリメントと並んで、よく質問を受けるのがセカンドオピニオンについてです。これも集めても終わらない情報の一つと言えるでしょう。

「黄金のワラ」を求めてセカンドオピニオンへ

「セカンドオピニオン外来」を開設している病院が多くなり、いわゆるドクターショッピング、セカンドオピニオンショッピングをしている患者が急増しています。

その受診先のひとつとして私のところへやって来て、慣れた様子で持ってきた資料をどっさり机に載せる方もいます。

そして「見てください」と言うのですが、私が見たところでその人のハシゴは止まりません。この部屋を出れば、また次のどこかへ診てもらいに行くはずです。

実のところ、A病院でもB病院でも、そこが大学病院やがん拠点病院なら、示される治療方法はそれほど変わりがないはずです。

いまの日本では標準治療というものが決められており、治療法やその選択肢、あるいは医療のレベル全般において、病院による差が出ることはまずないからです。

だからこそ、「知り合いに効いた民間療法」や「手術しないでがんを治す」「がんをそのまま放置する」といった極端な選択肢に飛びつく人が出てくるのでしょう。

人間は誰しも、困った局面では「黄金のワラ」を探し求めてしまうものです。

「もしかして自分だけは特別ではないか」と考えたくなる心情は、よく分かるところもあります。

また医療現場で患者が耳にするのは、「このがんのこのステージだと生存率は○年」という言い方です。これは統計上のデータですから仕方ないのですが、当の患者でなく、がんが主体となっている言い方です。

さらにいくらデータ的な根拠があって正しくとも、「治療をしないと余命は○か月」といった言い方は、患者を傷つけ、混乱させてしまいます。

「余命三か月と言われたのに、私はそれを越えて生きています。このことを一体、どう考えたらいいのでしょうか」

沈痛な表情で、真面目にこう尋ねてこられる人もいるのです。

生存率や余命などを含めて、がんについての一般的な情報は大事ではあるものの、その人の個別性はまったく考慮されていません。「たちが悪いがん」「比較的いいがん」といった言い方があるように、がんは非常に個別性が高いのです。

ですから、そうした一般論は、七〇％くらい正しいと思って受け取るべきものです。もし余命はこうだと言われたら、「それはいったいどんな根拠で出た数字ですか」と聞くことをお勧めします。

主治医の意見に納得がいかず、セカンドオピニオンを受けてもまだ、何か足りないのではないかと焦っている人にお伝えしたいのは、それ以上ハシゴをすればするほど、治療は止まってしまうという事実です。

がんの診断は、近所の歯医者のように、予約したら明日診てもらえるというものではありません。

必要なのは治療法をしっかり決めるために、セカンドオピニオンを得るという意識です。

胃がんが再発したという男性が、子ども四人と奥さんを連れて訪ねてきました。再発が分かったのが二か月前、抗がん剤治療をするかどうかを迷っているということです。詳しく聞いていくと、がんを放置するという方針で有名な医師のところでもセカンドオピニオンを受けたのだそうです。しかし、それだと決めきれずにここへもやってきたのでした。

その日は東京での個人面談でした。男性の自宅は東北地方にあるため、上京する際はいつも家族一緒なのだそうです。

男性と私が話している間、絵を描いたりしながらじっと待っている子どもたちを見ながら、私はこんなことを伝えました。

「たくさんのセカンドオピニオンを得たのですから、いちど最初の病院に戻って、主治医とじっくり話してみるのはどうですか。

ほかの治療法はないかと尋ね歩く姿よりも、がんと向き合って治療する姿を子どもたちに見せませんか。それは子どもへの最高の贈り物になりますよ」

その瞬間、男性ははっとした表情を見せました。

その後、男性に会う機会はありません。主治医とともに、前向きに治療に取り組んでいることを心から祈っています。

がんは治療でしか「消え」ない

「がんが消える」という巷にあふれるメッセージについて、ここで私の考えをまとめておきましょう。

子どもの神経芽腫（ニューロブラストーマ）タイプ（病期）4Sというがんは、自然退縮するがんとして知られています。転移まで起きていても、あるとき自然退縮し、消えてしまうことがあるのです。

これは固形腫瘍で、一歳未満の子どもに限定されます。いくつか種類があるうちタイプ4Sの患者で、がんが消えることがあるのです。

そのメカニズムについては未だに解明されていませんが、私が病理医になる前からこの事実自体は判明していました。がんに自然退縮する能力があることは確かです。しかし、自然退縮するがんとして知られているのは、神経芽腫タイプ4Sぐらいしかありません。この事実は強調しておきたいと思います。

がんが治るということは、それまであったがんが消えるということでもありますから、その意味では、がんが消える人はたくさんいます。しかしそれは治療を通して消えるのであり、放っておいたら消えた、あるいは治療以外のなにかをしたら消え失せたという意味ではありません。

もし本当に治療以外でがんが自然に消えたと言うのであれば、いちばん考えられるのは、当初の診断が誤診だったということでしょう。まずは、本当にがんだったのかを疑う必要があります。

医師にとっては非常識な内容に走る本や雑誌がこれだけ出ているということは、「黄金のワラ」にすがりつきたくなる気持ちが、それだけ患者のほうにある、ということでもあります。

がんの自然消滅はほとんどないという事実は、常識として知っておいたほうがいいでしょう。

抗がん剤は、苦しかったらやめてもいい

前の治療の副作用がつらかったから、もうこれ以上の治療はやりたくない。

でも、できるだけがんを治したい。

それは本人の率直で切実な思いでしょう。

四十代後半で乳がんが再発したという女性は、そうした悩みを抱えていました。

「三年半前に乳がんになりました。部分切除したんですが、先月になって再発していることが分かったんです。肺には多発性転移もあるということです。もう手術は難しいと言われています」

——再発はどうして分かったんですか?

「人間ドックです。ああ、まさかと思って……かなり落ち込みました。前は手術をしてから抗がん剤とホルモン剤を飲んだんですが、副作用でうつになってしまったんです。それはもう、初めて経験する苦しみでした。

だからもし、再発が起きるとしたら無治療にしようと決めていたんです。

今回、主人に相談したら『それはお前が決めればいい』と言われました。でも娘はどうか治療してくれと泣いて……。それでホルモン剤を飲み始めたところです」

——娘さんはおいくつですか。

「中学二年です。おばあちゃんががんで亡くなりましたから、本人なりにがんのことは理解しているんじゃないかと思います」

——がんの治療は、医師ではなく、本人が決断する時代になりましたからね。治療しないのも選択のひとつだけれど、覚悟と準備が要るものですよ。

無治療にすると決めると、病院に通えなくなります。あなたの状況を継続的に知っている医者がいないことになり、突然具合が悪くなった時に、有効な手がすぐ打てないということにもつながりますよ。

「そうなんですよね。それが心配ということもあって治療を始めたんですが、前と同じような副作用が出ないかどうか。いまこの瞬間も不安なんです」

――ホルモン剤、抗がん剤をやりたくないという人も多いですよ。始めてみて苦しかったら、やめてもいいんだから。

「え、そうなんですか?」

――そうですよ。やめる人もいますよ。ただし、「あのとき抗がん剤をやめなければよかった」と後悔する人が、乳がんの人には多いですね。あとになって同じがんの人と話した時に、「あの人はがんばったそうなのに、私はがんばれなかった」と自分を責めてしまうんです。

副作用がつらいほど、効いているのが抗がん剤ということもありますよ。担当の先生には不安があることを話しましたか?まだだったら、思いきって相談したらいいじゃない。乳がんは、できることがいっぱいありますよ。十年、二十年と共存しながら、元気にしている人がいる。

女性「私もそうやって、長く生きたい気持ちはあります」

――いまは歯を食いしばってがんばるしかない。目下の急務は忍耐あるのみ、ですよ。

「ええ、先生に相談してみようと思います」

――娘さんが「治療して」と言ってくれて、良かったじゃない。子どものためにと思って、がんばれるじゃない。旦那さんは何と言っていますか。

「じつは……今日、一緒に来てもらおうと思ったんですけれど、『そんなことで仕事を休めるか』って言われてしまいました」

――そう言う家族にはね、必ず一緒に来てもらうんです。本人は、自分の心の冷たさに気がついてないことが多いからね。だから同じテーブルに着いてもらって話をする。

この間もね、がんになった奥さんと一緒に、侍のようにいかめしい旦那さんが来ましたよ。こっちも身構えてしまうような風貌の人がね。いろいろ話をした後に、旦那さんが「分かりました」って言ったら、奥さんは泣いていたよ。

どんな形でも、家族と一緒に過ごす時間は、あなたから家族への贈り物になりますよ。

「なんとか話をして、一緒に来てみたいと思います。どうもありがとうございました」

旦那さんはなぜ「お前が決めればいい」と言ったのか。娘さんはどんな理由で「治療して欲しい」と訴えたのか。私はあえて聞くことはしませんでした。

女性が娘さんの意見をとり、これから副作用があって厳しい治療になるかもしれないけれど、それを受ける覚悟を固めつつあることが何よりだと思ったからです。

手放すものは多くなるかもしれないけれど、娘さんの思いに応えて、一緒に生きることができる。

女性の心は、それだけ豊かになるはずです。

そして誰かに聞かれることがあったら、「子どもが勧めたからそのようにしました」と胸を張って言うことでしょう。

副作用が怖いから、と言って、早期の段階でも「治療しない」ということを選択肢に挙げる人が多くなったと感じています。自分の近親者が治療の副作用で苦しんだ姿を見た経験なども影響しているのでしょう。

もちろん、現代の医療にも限界はあります。治る見込みがあるなら副作用を我慢できるとしても、ほんの少しの延命だけのために副作用のある治療を受け入れるべきかというのは確かに悩むべき問題です。

ただし、髪の毛が抜けるとか皮膚がただれるといった副作用を検討するときに、「いまのがんのステージ」も項目のひとつとして含めて欲しいのです。

私は、副作用の悩みを抱いてやってくる人に対して、「この人は治るのではないか」と思える場合、治療を勧めています。

例えば「父親が抗がん剤治療をしたときにとても苦しんだから、自分はしたくない」という人でも、それが数年以上前のことなら、いまの薬は違うかもしれないと思ってみるべきです。

また実際、副作用がどのように現れるかは、親子で同じ抗がん剤を使用したとしても違ってくるものです。あくまで個人差の問題だからです。

抗がん剤の副作用は確実に軽くなってきています。その証拠をひとつ挙げましょう。

医療用ウィッグは副作用で髪の毛が抜けた人に重宝されてきました。しかし私の知るウィッグメーカーの担当者は危機感を募らせています。ウィッグ以外にこれから何を販売したらいいか、真剣に考えています。

患者の髪の毛が、以前ほど抜けなくなってきたからです。さらに研究の進みつつある分子標的薬ではなおさらです。

こうした技術の進歩は、ぜひとも広く共有したいものです。

「検査の同意書に、サインできませんでした」

次の相談も、副作用にまつわる男性のものです。

「大学病院にいま入院している妻のことで来ました。

肺がんです。ステージ4で、リンパと肝臓の遠隔転移があります。抗がん剤治療を三回することになっていて、いま二回目を終えたところですが、副作用が強くて……。

肺炎を起こし、数日前まで酸素マスクをしていました。そして原因不明の下血が起きたばかりです。まず大腸検査をして、今日は小腸検査をすると言われたんですが……。その同意書に妻も私もサインができなかったんです。

三センチほどのカメラ付きカプセルを飲むのだそうですが、もしそれが腸内で詰まってしまったら、下剤を飲まなくてはいけないと。すると妻の身体はさらにダメージを受けてしまいます。どうも医者が急ぎすぎているとしか思えなくて」

――いま奥さんはどんな様子ですか？

「酸素マスクは取れましたが、食事はまだ流動食です。肺炎が起きてからは、自分で歩けなくなってしまいました。筋肉が落ちてしまっているので、足の運動をしましょうと言われています」

――先生は、抗がん剤を続けようと言われていますか？

「それはまだ……聞いていません。先生方は副作用がちょっと強く出ているけれども、想定内だと」

――肺がんのステージ4で、遠隔転移がある。二回の抗がん剤は効いたんですか？

「はい、映像を見せてもらいました。がんは小さくなっています。ただ本人は、歩けなくなったことも含めてすごくつらかったんです」

――先生とうまくコミュニケーションはとれていますか。

「ええ、看護師さんともよく話しています。妻もよくやって下さっていると感謝しています」

――いまいちばん気になっていることは何でしょうか。

「検査をいったん保留にしてもらったのは、また妻にダメージを与えたくないと思ったからなんです。同意書を出していませんから、まさか……今ごろ検査してはいないはずですが」

――その検査を延期するのは、何ら問題はないことだと思いますよ。小腸の問題は、出血が止まっていればいいのではないですか。

本当の問題は肺のがん、それをどうするかですね。もういちど抗がん剤をやるか、少し様子を見るのか。

「そうでした、小腸の検査よりそちらなんでした」

――抗がん剤は大変だから、みんなやめたいと思うけれど、抗がん剤には適切なタイミングがあって、それを逃すともう使わないということもあります。いつも言うことですが、副作用が強いということは効いているということでもあるんですよ。

「がんはずいぶん小さくなりました。でも、治療のせいで歩けなくなるなんて、本末転倒じゃないかと思うんです。

抗がん剤を使わずに、漢方で治療することをどう思いますか」

――分かりませんね。効果は人それぞれ、個別的でしょうね。認められている漢方もたくさんあって、がん研にも順天堂大にも漢方外来がありますよ。抗がん剤とどのように組み合わせればいいという使い方もあるから、先生にちゃんと聞いた方がいいね。

「妻はもう余命半年、もっても一年は難しいと言われているんです。ただ、治療もつらい。治療を打ち切ってしまうと……もっとつらいのでしょうか」

――治療しないとなると、大学病院は退院しなければならなくなりますね。すると在宅医療のための訪問看護やホスピスを新たに探す必要があります。

無治療がつらいかどうかは、本人次第ですね。何がなんでも治療したいという人もいるし、できるだけ自然にして、ホスピスに入りたいという人もいる。ただホスピスも地域によってはなかなか空きがないと聞きますね。

「家で世話するとなると、私も参るでしょうね」

──在宅で見ると、夜がつらいと言いますね。昼間は訪問看護があるけれど、夜間は家族しかいませんから。アメリカにいる私の義父が自宅療養した時は、オーバーナイトという枠があって、その間に家族が寝られるんです。そんな制度はまだ日本にはないのではないでしょうか。

「看病で私が参れば、共倒れになってしまいますよね。いまの大学病院には、訪問看護はないのかな……」

──大学病院には、基本的にないでしょうね。でもがん相談室があるはずですから、そういう制度のことは相談に乗ってもらうのがいいですよ。

「それから先生、妻に自治体からお知らせが来たんですが、今年、肺炎球菌ワクチンの定期接種が受けられる年齢なんです。これはやらなくていいですか？」

──主治医の先生に、それも含めてじっくり聞くのがいいですよ。小腸検査のこと、漢方のこと、抗がん剤のこと、それからワクチン。そして大切なのは、何が問題の核心かを意識するということですね。

「そうですね。これから病院へ行くので、まずお話ししてみます」

「まだ、主治医と話してはいません」という言葉が、ここまでの面談で何度も出てきたのにお気づきでしょう。

いちばん気にしていること、悩んでいることについて、実は主治医に尋ねたり打ち明けたりしていないということが目立つのです。それではどれだけ貴重な情報を得られたとしても、気が休まらないでしょう。

必要なのは様々な情報ではなく、主治医との対話です。

時間をもらって、じっくり話をする機会です。それがないうちは肝心の問題は放置されているも同じことです。

ところが、主治医にどうも馴染めない、相性が合わないという声が頻繁に聞かれます。

これは一体なぜなのでしょうか。

冷たい医師にもいい医者がいる

がんになってから診てもらう医師は、普段のかかりつけ医とは違い、初めて接する医師であることがほとんどです。患者もその家族も、医師との信頼関係をゼロから築いていかなければなりません。

医師の使命には、病気を治療することと、人間的な責任で患者さんに手を差しのべることの二つの大きな柱があります。ですが治療方法も技術も日々進歩することが医者を多忙にさせ、患者さんに対する「人間的責任」を負うということがおろそかになりがちだという現状があります。

よく問題になるのが、診察の際に患者さんの顔をあまりよく見ず、パソコンばかり見ている医師です。しかし、そういう医者にも手術の腕はいい人もいます。

ここに、心が冷たくても確かな技術を持っている医師と、一見人当りが良くても医療技術のレベルが低い医師がいるとしましょう。

極論すれば私は、後者より前者がいい医師だと思うのです。「気持ちのよい対応」や「話しやすい雰囲気」というのは、正直なところ、そばにいる看護師ほか受付担当者まで含めたスタッフでも提供できるものだからです。しかし、確かな技術は医療者にしか提供できず、それが疎かであれば取り返しがつかないことになってしまいます。

いわば「確かな技術を持っている」ことがいい医師の第一条件なのです。

確かな技術を持つということが、どういうことかと言えば、日々進歩するがん医療の知識をきちんと身につけ、純度の高い専門性を保っているということです。それをもし二年怠れば、専門医を名乗る資格はないと私は思います。

では、純度の高い専門性のある医師をどうやって見分けたらいいでしょうか。それはなかなか難しい問題です。

もし私がまったくの専門外である糖尿病の「いい医者」を探すとしたら、周囲に聞くでしょう。いい医師のことは、医師や病院関係者、製薬関係者などがよく知っているからです。これは、医療以外のどんな分野でも同じことが言えるのではないでしょうか。

では患者の立場からすると、どうしたらいいでしょうか。

「この先生だったら信用できる」という人を探したいという読者の思いに応える目的で、敢えてふたつほど挙げてみましょう。

純度の高い専門性のある医師は、患者に「よそでセカンドオピニオンを受けたいので、検査データなどを下さい」と言われると快く応じます。

そして「どうぞ、行って来て下さい」と送り出します。

自分の見立てに、自信を持っているからです。不安な医師ほど、途端に怒り出すなど、態度を変えがちです。

また、廊下を歩いているときに患者に呼び止められたら、「いい医師」は一度立ち止まって受け答えをするはずです。急いでいる場合には「すみませんが、歩きながら伺いますね」とことわるでしょう。

ここで私は、人間的なマナーを問題にしているのではありません。

たった三十秒であっても、患者のために立ち止まることは、自分の時間を相手のために犠牲にすることです。それをする医者かどうか、を見たいのです。

医師は生涯書生であり、社会の優越者ではない、医業には自己犠牲が伴う。

これが私の考える医師のありかたです。日頃から論文を読んだり、症例を研究したりするには、自分の限りある余暇を削るしかありません。日頃からそれをしているかどうかが大切なのです。医師が患者さんに手を差し伸べる態度には、常に自己犠牲が伴います。

ずいぶんこまかいことを言いましたが、主治医をじっくり検分している余裕などないという方もいるでしょう。

本当に迷ったら、すべて主治医に任せるというのもひとつの手です。

そんな乱暴なと感じられるかもしれませんが、縁あって自分の主治医と決まった人に委ねると覚悟することで、「この医者で本当にいいのだろうか」という悩みはたちまち解消してしまいます。

そして「お任せします」という患者の思いは必ず伝わり、どんな言葉がけよりも医師を奮起させるものです。

最後にひとつ、患者にも家族にも知っておいてほしいことがあります。

いま受けられるがんの標準治療は、長い期間にわたって大勢の患者に適用されてきた医療技術の積み重ねであり、結晶だということです。現代人が普段何気なく受けている検診や投薬も、これまでの科学的成果の上に存在しています。

そしてもしも治療がうまくいかなかった場合でも、その結果は貴重なデータのひとつとなって今後の治療に反映されていくのです。

医療とはそういうものなのです。

はなから主治医を疑ったり、拒否したりせず、現代医療の恩恵をぜひ受けてほしいと私は思っています。

4章

医療の「すき間」に、誰か一人がいればいい

病理医は遺体に教えられる

ここまでお読みになった読者の中には、筆者はなぜこんな活動を始めたのだろうか、本当に面談は無料なのか、どこに行けば参加ができるのかなど、様々な疑問を抱かれている方もいることでしょう。

そうしたことに答えながら、より深く「がん哲学外来」について知って頂くために、この章では私の本業について、そして二〇〇五年の「クボタショック」が転機となった外来の誕生について、お話ししてみたいと思います。

じつは私は病理医になろうと決めていたわけではありません。医学部卒業後すぐは外科医を志し、大学病院の外科で研修医をしていました。

しかし、人と話すことや患者の問診があまりにも苦手で、悩んだ末に病理医へと方向転換したのです。

人と話すのが苦手というのは、周囲の誰もが知った人ばかりという田舎で育ったことも影響しているかもしれません。育った村は島根県の無医村でしたから、幼い頃は熱を出すたびに母に背負われて、峠の道を一歩一歩、隣町へ向かったことが記憶にあります。

病理医になってみると、解剖等で毎日のように遺体を見て暮らすようになりました。どんなに社会的地位があっても、有名で立派と言われる人でも、最後には死ぬという厳然たる現実を、具体的に感じ取ります。

目で見るだけでなく、手で触れて認識するのです。

そうした日常を続けて四十年余りになると、何を考えるにおいても「人生のむなしさ」から出発することが癖になってしまっています。

病理医としていちばん忙しい毎日を過ごしたのは、最初に勤務したがん研でした。当時はいまの有明でなく、大塚にありました。がん研は日本におけるがん研究の始まりの場であり、病理学の本場です。

最も多い時で一日に三例ほどの遺体と向き合いました。だいたいは一日に一例ですが、たとえば前日に亡くなった方が複数いた場合、一日で解剖を三例おこなう、ということもあったのです。

毎日のように遺体に触れることで、マクロ（全体）からミクロ（細部）までの手順を踏んだ丁寧な大局観を獲得する訓練の場を与えられたと思っています。

もう少しだけ詳しく、病理医の日常についてお話ししましょう。がんと診断された方でも、それを担当した病理医に会ったという人はほとんどいないだろうと思うからです。

病理解剖をすることと病理診断、そして研究が、病理医の仕事の中心です。とはいえ病理医でも研究だけをしている人もいれば、診断だけをしている人も、両方受け持つ人もいて、さまざまです。それらをすべて含めたものを広く「病理学」と言っています。

がんを専門とする病理医が行う診断には、迅速診断と普通の病理診断のふたつがあります。手術室で患者から摘出した組織が病理検査室へ届き、それを診るのが迅速診断です。

たとえば胃がんを切除する手術の場合、切り取った胃の一部が手術室から病理医のいる部屋に運ばれてきます。

「お腹をあけてみないと、手術に要する時間はわかりません」などと担当医が言うことがありますが、それは内部の病変が本当にがんかどうか、どの程度のがんか、どこまで切る必要があるかを病理医に判断させるからなのです。

この迅速診断はスピードが求められるうえ、絶対に間違ってはいけないという緊張が生じたものでした。

対して普通の病理診断では、細胞の標本を、より見やすくなるようホルマリンに漬けたあと切り出し、顕微鏡下で診断します。

顕微鏡でと言っても、まず設定するのは四十倍です。たったそれだけか、と思われるでしょう。まず全体を俯瞰するために低倍率で見ることが大事なのです。

それから異常と思える場所の倍率を上げ、最終的には二百～四百倍で見ていきます。最初から拡大して見ることはしません。最初から拡大すると、みな悪い細胞に見えるものだからです。

たとえば人間でも、粗探しをする目的で人を見ようとしたら、誰にもみな大なり小なり、好ましくないところがあるものです。がん細胞も、最初からあまり高倍率にして見ると、悪い細胞にばかり見えるのです。がんかどうかの診断は、全体像から一つひとつの細胞のありようまで眺めることで初めてできるのです。

マクロからミクロという順番が大切なのです。

日々の指導のなかでこのことを教えてくれたのは、がん研の菅野晴夫先生と北川知行先生でした。

菅野先生は日本を代表するがん研究者で、がん研所長を務めた吉田富三の愛弟子にあたる人でもあります。私に、「吉田富三の広々とした病理学」の真髄を学ばせてもくれました。

迅速診断と違い、時間をかけても構わない病理診断では、菅野先生や先輩や同僚に質問しながら、あるいはみなでディスカッションをしながら診断を行っていたものです。

私はいま学生たちに「森を見て、木を見て、木の皮まで見なさい」と教えます。「森」というのは全体像のこと、「木」はもう少し細かい細胞のかたまりのこと、「木の皮」はひとつひとつの細胞の内部を指しています。

転機となった「クボタショック」

私にとって大きな転機になったのは、二〇〇五年六月の「クボタショック」でした。この言葉、みなさんのご記憶にあるでしょうか。

発端は大手機械メーカーのクボタが、新聞社の取材に答えるかたちでアスベスト（石綿）関連のがん患者がいることを公表したことでした。

旧工場で働いていた社員や出入り業者のうち、七十九人が胸部にできる中皮腫や肺がんで亡くなっていたのです。死者が最初に出たのは一九七八年度で、二〇〇四年には過去最多となる十一人が亡くなり、治療中の人も十八人いるということでした。

これでアスベストの危険性が、衝撃とともに広く知られることになりました。

アスベストは燃えず、腐らず、酸やアルカリに強く、引っ張りにも強く、保温性にも優れた鉱物繊維です。それでいて安価なため、便利な材料としてさまざまな用途に使われていました。クボタではこれを原料のひとつとして水道管や建材が製造されていたのです。

じつはアスベストが原因となって、希少がんのひとつである中皮腫や肺がんが起こることは一九六〇年代から確認されていたことです。ですが国による規制は遅れに遅れており、全面的な原則禁止措置を出したのは二〇〇六年でした。

中皮腫は、治らないことも多い難治性のがんです。早期なら手術が可能なため、早くに見つけられれば見つけられるほど、意味があります。

私は一九九五年に、中皮腫の発生を早期に血液診断できるマーカー（ＥＲＣ）を開発していました。ですからクボタのニュースを受けて、患者の役に立てるのではないかと強く思ったのです。

中皮腫は、通常のがんとは異なる、環境発がんに分類されます。このほかに放射能汚染が原因となる甲状腺がんや白血病、ディーゼル排気微粒子（ＤＥＰ）が原因となる肺がん、印刷工場の有機溶剤などが原因で発症する胆管がん、さらに特定地域の紫外線が原因となる皮膚がんなどが環境発がんの主だったものと言えるでしょう。といっても、環境発がんはがん全体のわずか五％に過ぎません。

いずれも自分ではまったく知らないうちに、ある環境にある物質に曝《さら》されたことでがんが生じるのです。

世界で最初の環境発がんは、一七七五年、イギリスの煙突掃除人に生じた陰嚢がんでした。産業革命の時代、イギリスには煙突がたくさんあり、その掃除を生業にしていた若者に陰嚢がんの患者が相次いだのです。

発見はイギリスの医師によってなされましたが、ドイツの病理学者、ルドルフ・ウィルヒョウは、がんが刺激によって起こったという「刺激説」を発表しました。煙突の煤《すす》が陰嚢の後ろに溜まったことで、刺激が起きてがんが生じたという説です。

その刺激説に基づき、一九一五年に山極勝三郎が世界で最初に人工がん（扁平上皮がん）を作ることに成功しました。発がん物質の含まれるコールタールを、ウサギの耳に塗り続ける実験を三百日以上にわたり行ったのです。がんを作れるということは、そのメカニズムがわかった、ということと同じです。

山極は残念ながら受賞はなりませんでしたが、ノーベル生理学・医学賞の候補に推された病理学者です。

一九三二年には、先述した吉田富三が化学物質をラットに投与して、世界で最初に肝がんを作りました。日本は人工発がん研究の創始国であり、研究自体が盛んなこともおわかりいただけるでしょう。

中皮腫の話に戻りましょう。針のように長い形をしているアスベストは、呼吸によって人間の肺に入ります。

時間をかけて少しずつ溜まり、肺の外側を覆っている一層の膜（中皮）に突き刺さります。

これが細胞を突き破ったり、こすれたりするなどして次第に刺激を与えるようになります。すると細胞が死んだり、炎症が起きたりするため、周囲ではなんとか再生しようと、たくさんの細胞が増殖します。

その過程で遺伝子の異常が起こり、がんが生じるのです。この間、アスベストはタバコの煤と同じように肺のなかに溜まり続け、消えることはありません。

このほかにも、ＰＭ２・５やカーボンナノチューブなど、体内耐久性のある細くて長い繊維はあまねく発がん性が強い、というのが病理医の見解です。

アスベストを使用していた企業は、クボタのほか、日本中にありました。ですからこのニュースをきっかけに、患者が急増すると考えられました。しかし当時、中皮腫に特化した外来を持つ大学病院は、どこにもなかったのです。

ならば、やってみる意味がある。

呼吸器系の先生に新たに外来を開設してもらうのがよい。

そう大学に提案したことで、順天堂医院に「アスベスト・中皮腫外来」という外来が置かれることになりました。

ただ、中皮腫に慣れた臨床医は病院にあまりいませんでした。そこで私自身が、この病気について患者に説明をすればよいと思いつきました。

幸いというべきかどうか、患者には外来病棟で診察を待つ時間があります。呼吸器科の先生が診断を行う前の三十分ほどを利用して、私が看護師と一緒に話をするというスタイルの「問診」を三か月間続けてみました。

やって来ていたのは、不安を抱えた患者ばかりでした。

大半は「建築現場で働いてきた自分もそうではないか」「こんな症状があるが、どうか」という人だったと記憶しています。

患者たちは同時に怒ってもいました。

彼らは好んでアスベストに長時間曝されたのではありません。建築現場、解体現場、製造現場……仕事でそこにいたのですから、会社を責める気持ちになるのは当然です。

それは環境発がんの悲劇性と言えるでしょう。

その後、訴訟も多数起こされることになりました。


いま思えば、この時の対応と問診が、「がん哲学外来」の原型だったのです。

日本でいま中皮腫で亡くなる人は年間千四百人ほどです。ほかのがんに比べると少ないのですが明らかな増加が見られ、二〇〇〇年と比べると二倍に増えています。二十年から五十年と言われているアスベストの潜伏期間が「時間切れ」になりつつあるからです。

そして昔の建物にはアスベストが未だに残っているという問題もあります。また阪神・淡路大震災のあとボランティアで瓦礫の清掃に関わった人が、二〇一四年までに五人、中皮腫になったことがわかっています。

すでにアスベストの使用が禁止されていますが、ここしばらくは中皮腫を発症する患者は増えるでしょう。

もちろん私は病理医としても、この「アスベスト・中皮腫」外来に参加しました。先述した判定マーカー、ERCを用いての早期発見に努め、その後二〇〇七年二月から二〇一二年三月までの五年間にわたるプロジェクトでは成果を出すことができました。ERCは後にIBLという試薬を作る研究所との共同研究で特許を取り、商品化もされました。現在もヨーロッパを中心とした海外を含め、早期診断に使われています。

そして最も大事なことは、「アスベスト・中皮腫外来」は現在も開設され続けているということです。

キャンセル待ちの五十組のために

「アスベスト・中皮腫外来」を始めた当初、新聞で私の仕事が紹介されたことがありました。そのとき記者に「次の目標は何ですか」と尋ねられたのです。

気がつくと私は「がん哲学外来です」と答えていました。

患者さんの不安やどうしようもない気持ちを何とか受け止めるためには、対話が必要だと痛感していたからです。

しかし、その記事を読んだ病院長はこう言いました。

「冗談でもやめてほしい」

聞いたこともない名前の外来に、病院が賛成できないのも当然といえば当然です。柔軟で知られる病院長でも、さすがに賛同の意を示すわけにはいかなかったのでしょう。

次の契機は、思いがけず二年あまりでやってくることになりました。

二〇〇七年四月に施行された「がん対策基本法」によって、全国にあるがん拠点病院はがん相談支援センターを設けるようになりました。しかし、窓口が新たにできたからといって、それらが利用されるとは限りません。実際、それらのがん相談の窓口には、なかなか人が集まりませんでした。

病院長や事務局長に、あるとき「何かいい考えはないか」と聞かれたのです。

私はここでもう一度、「がん哲学外来」を提案しました。

すると「では試しに期間限定でやってみましょう」ということになり、翌年一月に、病院内で日本初の「がん哲学外来」が始まりました。

病院のこの変化に、私はときが熟したことを感じました。

予約を受けつけると、たちまち電話が殺到して超満員となりました。そして五十組ほどがキャンセル待ち状態になったのです。新聞やテレビが取材に来たこともあり、それがＰＲになったのでしょう。

「がん哲学」は分かりにくいネーミングですが、ひとたび活字になってみると切実な悩みを抱える当事者の心には響いたようです。思いが通じた、と安堵しました。

患者は全国各地からやって来ました。

末期がんの人から、うつ病を併発している人、セカンドオピニオンを求めている人まで、ともかくさまざまで、三か月間という開設期間はあっという間に終わってしまったのです。

残ったのは、キャンセル待ちの五十組の人々でした。

どうしたらいいかと頭を悩ませていたところ、希望する人たちとの対話を病院内の喫茶店で行ってはどうかと思いついたのです。

場所を診察室から移してしまえば、期間の制約はなくなります。しかしもっといいやり方があるはずだとも考えていました。

病院は御茶ノ水駅から徒歩五分ほどと近いのですが、その中の喫茶店でなく駅前の喫茶店で行えば、さらに患者の負担は小さくなります。

「がん哲学外来」は、病院外に出て行うものだという考えが、私のなかに次第に生まれてきていたのです。

そしてこの年のうちに、横浜と東久留米でも「がん哲学外来」を始めることができました。

お金をとったら窮屈になる

「がん哲学外来」を始めたときから、これは無料で行おうと決めていました。ただし、毎日四千人の患者が通ってくる大学病院で、スタッフとして看護師や受付の人なども動員しておいて無料、というのは普通は考えられません。

実際に、有料にしても責められることではない医療活動なのです。さるお役所からは「先生、お金は取らないのですか」と問い合わせが入りました。

しかし私の場合、お金を取ったらかえって窮屈になる、と感じました。

対話の最中にお茶も飲めなくなります。

臨床医でない私が、三十分から一時間、患者と話をする場合、何か決まった手順やルールがあるわけではありません。臨機応変に対応しているだけです。

ときに世間話で終わることもありますが、話すことはその人の命に関わることです。私としては相談者に、喫茶店でともにお茶を飲むような感覚でリラックスして欲しいのですから、お金を取るわけにはいかないと思ったのです。

ちなみに他の大学病院と同じように、順天堂医院にもセカンドオピニオン外来があります。HPの案内によると、時間は「三十分を限度」として、教授による診察は三万二千四百円、先任准教授で二万七千円、准教授・講師が二万千六百円（いずれも税込額）だそうです。ほかの病院でもこの程度の料金が設定されており、保険の適用外となっています。セカンドオピニオンを得るには、相当の経費がかかるわけです。

であれば、ちょっと違う場所がひとつくらいあってもいい。

結果的に、無料を貫いたことが良かったのだと思います。もし最初の「がん哲学外来」を有料にしていたら、いまのような活動はできなかったでしょう。

病院内での有料行為を外に持ち出して、「ここでは無料」とするわけにはいきません。とても全国へは広げられなかったはずです。

患者は普段、何時間も待たされたあとに医師と三分ほど会話して終了です。だからこそ、自分のために時間をとって、向き合う誰かが一人いるだけで、何となく気分が晴れるのではないでしょうか。

そしてそういう経験が持てると、自分についての問題を少し客観的に見ることができるようになります。

普通は、「死にたい」と思ってもなかなか口に出しては言えないものでしょうが、「がん哲学外来」はそういうことを率直に言える場でもあります。

二十代、三十代の若さでがんになった人が、目の前で涙を流し、「死にたい」「もう生きていたくない」などと口にすることがあります。

すると私は下を向いてお茶を飲みます。

そこで何を言っても、回答になるとは思えません。励ましたり、諭したり、お説教をしたりすることはまったく無駄です。無理やりそういうことを口にしても、相談者を傷つけるだけです。

お茶を飲むしかありません。ですから、私の対話にはお茶が必要です。

そうしてお茶を飲んで沈黙の時間が流れると、相談者がまた何かを話し始めます。お互いに黙ってしまうと、患者も苦しくなるのでしょう。

そうして三十分から一時間の面談時間が終わるころには、その人の表情が何かしら変わっていることが多いのです。

何の解決にもならないけれど、そういう場があったということ、その場で心の状態を口にできたという事実があるだけで、患者さんの生き方が変わるということもあるのです。

私自身に起きた意外な変化

全国から来る人々の悩みを聞いているうち、自分にも変化が起き始めました。これは発見でした。

自分自身の悩みなど、不思議とどうでもよくなっていったのです。

体力的にきついと思うことがあっても、患者と対話する時間が苦痛だと思ったことはありません。自分が癒されているようにも思えました。

どういうところで集中力を発揮すべきか、仕事における優先順位をどうするか、などがかなり明確になりました。

そこで、優先順位が低いと感じた仕事は、すべて他人に譲るようになりました。

もちろん会議には出席し、発言も心がけますが、そういうことをしたかしないかで一喜一憂することがなくなり、それもできるだけ周囲の人に譲るようになりました。

それまで「これは自分でしないといけない」と思っていたことのほとんどは、じつは譲ったほうがいいことだったのです。

そうして譲ってみると、だんだん暇になってきます。

そうしたら今度は、自分のなすべきことに時間を使えばいいだけなのです。

がんそのものに囚われている人に、何を言ったらいいか。

希望がまったく見えないと言われたら、どう答えたらいいか。

考えるうち、私は尊敬する五人の先人たちの本を読み返し始めました。


東京大学の総長を務めた政治学者、南原繁に私が「出会った」のは、浪人時代のことでした。予備校の先生が語った南原の言葉に感銘を受けたのです。

「教育とは、すべてのものを忘れた後に残るものをいう」

この言葉を教えてくれた予備校の先生は、授業の合間に南原についてたくさん語ってくれたほか、次のようにアドバイスしてもくれました。

「将来、自分が専門とする分野以外の本を、寝る前に三十分読む習慣を身につけなさい。習慣となれば、毎朝顔を洗い、歯を磨くのと同じように苦痛でなくなる」

そうして南原の著作を読むようになると、その師である新渡戸稲造に行き当たります。南原は次のように書いていました。

「明治、大正、昭和を通じて、これだけ深い教養をもった先生（新渡戸稲造）は、まずなかったと申してもいい」（南原繁著『歴史をつくるもの』東京大学出版会刊）

「『何かをなす』（to do）の前に『何であらねばならぬか』（to be）ということを、まず考えよということが、先生の一番大事な教えであったと思います」

がぜん、新渡戸稲造という人物に興味をそそられました。

同じく南原繁が深い影響を受けた、内村鑑三の著作にも手を伸ばします。そして新渡戸と内村から強い影響を受けた矢内原忠雄のことも学ぶようになりました。

まさに「出会いの連鎖反応」により、これら四人の人物の膨大な著作と向き合い、彼らの思索のなかに分け入るようになったのです。

病理医になって、遺体から「人生のむなしさ」を学ぶようになったことを先にお話ししました。しかし、「すべてはむなしいのだから」と言って引きこもっていることもできません。死を見つめた後も、生きる時間は残されているからです。

そういうときに、やはり生きる「基軸」となるものが必要となります。

南原繁、新渡戸稲造、内村鑑三、矢内原忠雄らが語っていることを大胆に要約すれば、九十九人は必要ないと言っても、一人の人が困っていれば、その人のために行動しなさい、ということだと私は考えています。

そんな使命を持つことを、私は自身の生きる基軸に置くようになりました。

この考え方が心中になければ、「がん哲学外来」の活動は始まらなかったでしょう。

先人四人たちは、それぞれ、自分のやりかたでそれを実践してきました。私は私なりに彼らのやり方を踏襲し、自分の目の前にいる患者に向き合っているつもりです。

対話の最中、患者に先人たちの言葉をそのまま伝えることがあります。彼らの至言には私の考えよりも奥深い価値があるからです。

先人たちの言葉を度々引くのは、日本では何を言ったかよりも、誰が言ったかが尊ばれる傾向があるから、という面もあります。

「拍手されるより拍手をするほうがずっと心が豊かになる」と私が言っても誰も感心しませんが、高倉健の言葉だと紹介すると、すぐさまみな納得してくれるというものです。

こうした意味で、「がん哲学外来」というのは、私が師と仰ぐ先人四人に病理学者の吉田富三を加えた、総勢六名による「チーム医療」でもあると思っています。

医師と患者には距離が要る

「医療のすき間」とよく言われますが、読者の方はいったいどれくらいの「すき間」を想像しておられるでしょうか。

私は、患者と医療者の間に、ちょうど人一人分くらいのスペースがあると思っています。ですからそこに誰か一人がいれば、架け橋が掛かり、すき間は埋まります。

具体的にはほんのちょっとしたこと、例えば手に触れるとか、ほほ笑みを向けるといった行為が医療現場にあれば、患者の受け取り方は大きく変わってきます。

その架け橋になる人としては、必ずしも医師が最適であるわけではありません。人間同士、患者と医師が仲良くなることはいいことです。

しかし医師には客観性が必要であり、患者と親しくなり過ぎるのはよくありません。患者とのあいだの距離は、むしろあっていいものです。

「愛はことさら起こすなかれ」と言いますが、医師としての職業観を大切にし、なすべきことをなすため、医師は「深入りするな」という教育を受けてもいます。

健康だったり、病気でもあまり重くないときには、人は普通満たされています。ですから治療で治る段階にある患者さんは、医師とのあいだにそれほど距離を感じることはないでしょう。

しかし治療が困難な状態になったときに、とくに患者さんは医師とのあいだに距離間を覚えてしまいます。

人間は生まれた以上いつか死ぬという、どうしようもない不条理を抱えています。

ですからある段階以降、治療が困難になる事実は、どうすることもできません。ただしそこにもう一人、すき間を埋める人がいるだけで、患者さんの人生との向き合い方は違ってくるはずです。

もちろん、家族がその「すき間を埋める人」になってもいいでしょう。ところがいまは、冷たい親族に悩む人が多いというのも事実です。だからこそ人は、「温かい他人」を求めて私のところへやってくるのでしょう。

そのような形でも、どのような形でも、私との対話を役立ててもらえれば本望です。

5章

がん細胞に人間が学ぶ

永遠に生きようとする「生命力」

「がんって、一体何が目的なんでしょうか。人の身体にすみついて、増えて大きくなると、結局は宿主である人間の身体をあちこち弱らせますよね。でもがんは、そこから脱出することはできない。

インフルエンザとか、エボラ出血熱みたいな感染症だったら、どんどん新たな人間にも取りついて、生き続けることができる気がしますが、がんの場合は宿主が死ねば、自分だって死んでしまうわけですよね。

だったら一体、がん細胞は何がしたいんでしょうか。こんなにたくさんの人を苦しめて……」

ある相談者に、こう聞かれたことがあります。

がんは何を目的に増殖するのか。

それは素朴な疑問でありながら、なかなかいいところを突いていると思いました。私はこう答えました。

「がんというのは本質的に愚かなんです。永遠に生きたいと願って、結局は身を滅ぼしてしまう。でも、がん細胞には人間が学ぶべきことがいくつもあるのですよ」

これだけでは、きっと分かりづらいでしょう。

いつもの個人面談ではなかなか余裕がなくてお話し出来ませんから、本章ではこの続きをじっくりと授業のように解説してみましょう。

どんな医者でも「なぜあなたががんになったのか」という問いに答えられはしませんが、病理医は「どのようにがんになるのか」の専門家です。人間の臓器に、がんがどのように存在しているかを日々観察している立場でもあります。

がん細胞のことなど、つらくて考えたくない、とにかく想像するのさえ嫌という人もいるかもしれませんが、一方で、冒頭の相談者のように「どう考えたらいいのか分からない」という人もいます。

がんはよく「内なる敵」と言われますが、もう少し柔らかく言えば「わが家の不良息子」とも考えられます。

がん細胞そのものから丁寧に知ることで、患者の気持ちが少し和らぐということがあるかもしれません。それにとどまらず、がんに学ぶという姿勢があると、これまでの物の見方を変えるきっかけも与えてくれるはずです。

がんについてはもうよく勉強して分かっているという方は、本章は飛ばして頂いて構いません。また次章からお読みください。

それでは基本の「き」からいきましょう。

「がんを直接発生させる病原菌」、あるいは「がん細胞」というものがどこかに存在して、人間にがんを生じさせるのではありません。

ひとつの正常な細胞がある日がん化して、がんになります。これはとても大事なポイントです。個性のある人間の細胞からがんが生じるのですから、AさんとBさんに同じ「肝臓がん」が生じたとしても、ふたつのがん細胞の性質は驚くほど異なるわけです。

これが、がんほど個人差のある病気はないと言われる理由です。

ではいつ、どのようにして、がんが生じるのでしょうか。

がんの細胞は、正常な細胞が分裂して増える際に、DNAが損傷することで生じます。ふつうはそうしたエラーが起きると細胞は死ぬのですが、特異的に生き続けるのががん細胞です。

病理学的には、分裂する能力がない細胞は、どんな刺激を与えてもがん化しません。がん化の起きやすさは、分裂する細胞集団の量によります。

頻繁に細胞分裂する粘膜を持つ胃や大腸からはがんが起こりやすく、二回以上分裂しない細胞がたくさんある脳や心臓では、比較的がんが起こりにくい。ただし、脳や心臓にも、組織や臓器が形作られていく大本となる幹細胞が少数ながらあります。あるいは、正常なときにはあまり細胞分裂をしない肝細胞も、肝炎等でウイルスが感染して細胞が壊死すると、再生の際に細胞分裂を起こすため、そのときにがんが起こり得ます。

ですから基本的には臓器のほとんどで、がんは起こり得ます。がん細胞は、一人の身体のなかで毎日数千個も発生しています。しかし免疫細胞がすぐそれを感知して退治してしまうため、それが実際にがんに繋がることはまれです。ところが、時には厳重なチェックをくぐりぬけ、その場所で増殖をするがん細胞もいます。これがいわゆる「がん」です。

私たちの平均体温である三十七度前後というのは、いつDNAが傷ついてもおかしくない温度です。これより高かったり、低かったりするとがん化は起きにくいのですが、それでは人間そのものの生命活動が難しくなってしまいます。

この意味では、生きている限り、細胞のがん化は避けられません。生きることそのものが、がん化への道だとさえ言えるでしょう。

放っておけば悪さをするがんが、「内なる敵」あるいは「わが家の不良息子」だというのは、見ず知らずの他人ではなく、DNAに変異こそあるものの、全体でみればほぼその人自身の細胞だからなのです。

通常細胞には寿命があります。定められた分裂回数を終えると死んで、新しい細胞にその場所を譲ります。それで全体としての身体を守っているのです。

しかし、がん細胞には通常細胞より長く生きる性質があり、永遠に生き続けるものもあります。

最も有名なものはＨｅＬａ（ヒーラ）細胞といい、一九五一年に子宮頸がんで亡くなったアメリカの女性から採取されました。これは研究材料として、世界各国の研究所で使われ続けています。

永遠に生きたいと願って増殖するがん細胞を、身勝手だと責められるでしょうか。誰しも大なり小なり、いつまでも若く、長く生きたいという気持ちがあるものです。

そして現代の医療、特に再生医療の分野はこうした人間の願望をエンジンにして発展を遂げてきたのが事実です。

正常細胞が「白」で、がん細胞が「黒」？

がんがあるかどうかを、病理医は「見た目」で診断します。

「あれ、遺伝子検査とか言うじゃないか」と思われるかもしれません。

遺伝子検査はここ十年ほどで実用化可能になった最新技術であり、多くはいったんがんと確定したあとに「どんな特徴をもったがんなのか」を詳しく調べる目的で行われます。

また「早期に血液診断できる、マーカーがあるって言っていたじゃないか」と思われる方もいるでしょう。たしかにこれは血液検査だけでがんの有無を調べられる検査ですが、ここで見ているのはがん細胞そのものでなく、がんが原因となって生じる、何かほかの物質です。

先述した中皮腫のマーカーの場合は、がんが生じると増える、中皮細胞由来のERCというタンパク質の量を見ます。

これらはひとつの目安とはなりますが、臓器のがんを診断する場合、あくまでも病変と思われる箇所の細胞を採取することが不可欠です。

私のいる病理検査室には、次から次に細胞組織が運び込まれてきます。がん細胞は、どのように見えるものでしょうか。

オセロの白い石のように規則的に正常細胞がずらりと並んでいて、あるところからは真っ黒な石、つまりがん細胞がかたまりになって存在している、というような光景がイメージされるかもしれませんが、違います。

初期のがんであればあるほど、正常細胞と区別するのは難しいのです。

敢えていうなら、がん細胞はオセロには存在しない微妙な灰色の石です。ぱっと見では白い石と区別がつきません。そして、白い石である正常細胞と隣り合って存在しています。いわば連続しているわけですが、正常細胞が「がん化」するわけですから、これが当たり前なのです。

では何をもってがんと判定するかというと、細胞の顔つきです。

がん細胞はＤＮＡに変異が起きているため、正常細胞とは見た目もどこか違ってきます。これを細胞異型といいます。かたちが刺々《とげとげ》しくなったり、表面がおかしかったり、同じ染色をしても色が濃くなったりするのです。

例えば大腸の正常な粘膜の細胞（腺管といいます）でお話ししましょう。通常、腺管から腺腫ポリープ、がん細胞までが連続して見えています。腺腫ポリープとは良性腫瘍で、おおまかにいうとがんになる前の病変です。正常よりもがんに近いけれど、まだがんではないグレーゾーンの状態です。

正常な腺管ではもちろんのこと、腺腫ポリープでも、細胞ひとつひとつのかたちを目で辿ることができます。しかしこれががんになった腺管では、いびつになっているのです。これが細胞異型です。

また、隣合った腺管も互いに融合しているように見えます。これを構造異型と言います。細胞も、細胞が集まった組織としての構造も、正常な状態から大きく隔たっているわけです。こうなると、この部分は腸の粘膜としてはもう機能していません。

がんは一個のがん細胞を発見するというのでなく、「見た目」が正常細胞から隔たった「細胞のかたまり」があるかどうかで診断するのがお分かり頂けたでしょうか。

異型の度合いが大きいがんを「顔つきが悪い」などと表現します。必ずしも一〇〇％ではありませんが、顔つきが悪いほど増殖能力が高く、悪影響を与える度合いも強い。それは、ＤＮＡの変異度合いが高いことを反映しているからです。

大きくなったがん、転移を繰り返しているがんも、その過程でＤＮＡの変異度を高めていますから、これらも顔つきが悪く見えます。

ただし、体内にはがんに間違いやすい「悪そうな細胞」も存在します。再生異型です。例えばうっかり指を切ってしまったという時、その周囲では傷を治そうと細胞が再生します。そういう時は細胞の増殖能力が通常より高まるため、正常細胞よりも少し悪い見た目の細胞ができるのです。いわば顔つきが未熟で、悪そうに見えるわけです。

しかし、再生異型ならある程度のところで増殖が止まります。切り傷が治るときに、そこがもりもりと盛り上がって、なにか新しい組織ができる、なんてことはありませんね。指の輪郭通りに組織が回復したら、活動が終わるようにうまく自己制御されているのです。

この再生異型は身体のどこにでも発生することもあり、ときにがんとの違いの判断が難しいこともあるのですが、病理医は訓練と経験を積むことで、がんを見分ける目の力をつけていきます。

どんな場所でも生きぬく「厚かましさ」

がん細胞の特徴は、こうした外見の特徴とは別にあと六つあると定義されています。

一　自己増殖シグナル……自分でどんどん増えようとする
二　無限増殖……増殖を止めようとする周囲からの声に耳を貸さない
三　細胞死回避……栄養を得られる限り、死なない
四　増殖停止命令回避……増殖を止めるブレーキがきかない
五　血管新生……新しく血管を作って多くの栄養を得ようとする
六　浸潤と転移……どんな組織・器官にも侵入し転移する

これらから言えることは何でしょうか。通常細胞よりはるかに「賢い」「たくましい」ということです。なかでも突出しているのは、最後の「浸潤と転移」をするという特徴

でしょう。

正常細胞は持ち場を離れると生きてはいけません。しかしがん細胞は違うのです。肺から発生したがん細胞が、自分の持ち場を離れて脳にたどり着くと、そこで栄養を得て定着し、増え始めます。

「お前、こんな場所でも生きていたのか――」

私は病理解剖をしながら、がん細胞に向かってよく感嘆ともつかないつぶやきを漏らしたものです。がん細胞は、郷に入っては郷に従うふりをして、その実、相手の細胞を破壊していくのですから、厚かましく、たくましいことこの上ありません。

ある程度の大きさになったがんが、いつ転移を始めるのか。それは諸説があり、まだ「いつ」だと結論づけることはできていません。

分かっているのは、転移よりはるかに数多い「転移の試み」が行われているということです。最初、ほとんどの転移は不成立に終わります。がん細胞が転移しようと血管に入ると、約二十ミクロンの大きさにすぎない一個のがん細胞など、血管を流れる血液の激流のなかで、ほとんどが死んでしまうからです。

転移したがん細胞は約〇・一％の可能性を生き残ったものと考えられています。がん細胞が、どこかの毛細血管に閉じ込められ、塞栓《そくせん》を起こすことで浸潤を始めます。

増殖を続けるがん細胞本体は、次第に血管の激流の中でも生き残れるようなたくましさを身につけていきます。また、がん細胞自身が大きくなることによっても、転移を成功させやすくなります。

成長するにしたがって血管に近づきやすくなり、リンパ管にも入りやすくなるので、転移の成功率が上がるわけです。

手で触れられるがんは直径一センチほどと言われます。この大きさになったがん細胞の生きる力と、同量の正常細胞の生きる力を比べた場合、明らかに生命力はがん細胞のほうが強いのです。

一センチのがんの中には、約十億個のがん細胞が含まれています。CT検査やPET（薬剤を用いるCT検査）でがんと判断できる大きさは直径〇・五センチほどで、それには一億個のがん細胞が含まれます。

ただしがん細胞が一個から一億個になるまでは、いまの私たちは目で見る手段を持っていません。だからごくごく早期の発見は難しいのです。

とはいえ、がんの大きさが一センチほどであれば、それはまだ大抵の場合、早期がんです。そして早期がんは、切除できれば一〇〇％近く、治るようになったのが現代です。二センチ、三センチほどの大きさになっても、治るがんはたくさんあります。

なぜ、この一センチ単位の違いがそれほど大切なのでしょうか。

それはがんがある程度大きくなると、自律性を持つようになるからです。周囲がどんな環境でも生きられるようになるということです。自律性を持つ前のがんは周囲の環境への依存度が大きく、あまり栄養を得られずにがんに勢いがないということがあります。

この依存性のある段階なら、仮に正真正銘の悪い顔つきをした悪性の高いがんでも、治せる可能性が大きくなります。依存性のある状態をアンテナ型、自律性を持つがんを羅針盤型と言ったりもします。

がんの大きさが直径約一センチになるのに、一般的には、何年もの時間がかかることがわかっています。しかしその計算からすると、たとえば小児がんの患者なら、いったいいつ発生したのか、つじつまが合いません。この意味で、「進行速度の正確なメカニズムはこうです」と断言めいたことを言えるほどまだはっきりと解明されてはいません。

ただし、がんは依存的段階から自律的段階へと、いくつかの段階を経て成長していくことは分かっているため、大きくなるには「それなりの時間がかかる」ことは確かです。

人の命を奪うようながんになると、がん細胞の数は一兆個ほどになります。重さで言うと約一キロです。全部の細胞が分裂すると仮定すると、十億個が一兆個になるのに、理論的には十回の細胞分裂が必要です。

ただし、その進行速度については、個人により大きく異なります。同じ部位にできたがんでも、Aさんはすぐにがんが大きくなるし、Bさんはなかなか大きくならない、ということはしょっちゅう起きています。

たとえば甲状腺がんにも、髄様がんや乳頭がんなど数種類のタイプがあるように、がんにはタイプによる違いもあることが知られています。

がん細胞も人間も、悪い者ほど「たくましい」

正常細胞ががん細胞になり、またその遺伝子上の変化が蓄積されていくに従って「顔つき」を悪くしていくのを見ながら、私はいつしか不良少年をイメージするようになりました。

表情や服装、髪型がだんだん目立つようになり、見るからに怖そうな風貌になっていく様子はそっくりです。見るからに怖そうでも、実はいい人であるようなケースは、先述した再生異型の場合に当てはまるでしょう。

がん細胞というミクロの世界を研究することで、人間社会というマクロの世界についても初めて見えてくるものがあったのです。がん細胞のメカニズムから、人間が学ぶことはたくさんあるのではないか。私はそう考えるようになりました。

正常細胞には、互いにコミュニケーションする能力があります。細胞をセルと言うことから、「セル─セルコミュニケーション」と言われます。

周りからの働き掛けを受け入れ、周囲の意見に耳を傾けるほか、隣の細胞がおかしな動きをしたり、周りに害を与えようとしたら、抑え込もうとする機能が備わっているのです。

しかし、がん細胞には正常細胞との「セル―セルコミュニケーション」の機能がありません。周囲とのコミュニケーションがとれず、聞く耳を持たなくなるのががん細胞です。

がん細胞と正常細胞は、互いに隣り合って存在していることをお話ししました。もちろんこの境目でも、何らかのコミュニケーションが発生しています。しかし、十分に機能していないのです。じつはがん細胞と接している正常細胞が、見かけこそ変わっていないものの、内部的にはタンパク質などの相互作用や影響によってすでに変質している場合もあるからです。これでは普通のコミュニケーションは期待できません。

私にはこの「正常細胞であって、正常細胞でない」様子が、わが家の不良息子のことで悩むお父さん、お母さんの姿に重なって見えました。あるいは孫を可愛がってきたおじいさん、おばあさんなのかもしれません。

当の息子も、正常細胞と同じ役割を持っていました。ですが自分ではそれになかなか気づきません。それどころか、自分勝手な願いを抱き、自暴自棄になることもあります。

昔は周りの環境や教育、近所付き合いが個人にいい影響を与えていて、「そんなことをしたらだめだ」と注意したり叱ったりする、お節介焼きの大人がいたものです。

田舎で生まれ育った私も、「気をつけなさい」「学校を休んだり、人をいじめたりしてはだめだよ」などと何もしてないうちから周囲の老人から言われたものです。

しかし、目的を見失い、そうした人たちも離れて行けば、人は「何をしてもいいのだ」と思うようになります。善悪の判断がつかなくなり、劣化していきます。がん細胞の発生と成長がここに重ね合わせられるのではないでしょうか。

正常細胞ががん化するメカニズムと、不良息子が生まれるメカニズムがこれほど似ているなら、「不良息子をどう更生させるか」と、「がん細胞をどのように治療するか」も似ているのではないか。

「がん細胞で起こることは人間社会でも起こる」と言ったのは、先述した病理医の吉田富三です。顕微鏡で見たがん細胞の映像に裏打ちされた「哲学」を持った人でした。

ここからは私の持論になりますが、不良息子とがんの治療についてお話ししてみたいと思います。

がん細胞を「更生」させるには

見るからに悪い顔つきをした不良息子を煙たがったり、「ああしてはいけない」「こうしてはいけない」と説教をしたりしても、まるで効き目はありません。息子自身がいまの自分に気づき、心を入れ替えなければならないのです。

不良息子からは、家族も周囲の人も次第に離れていってしまうものです。挨拶というコミュニケーションの第一歩さえないかもしれません。しかし、周囲から関心を持たれることは、不良息子であっても嬉しいことのはずなのです。

がん細胞（不良息子）と対等にわたり合うためには、まず、正常細胞（家族）のほうもたくましくなる必要があります。

むやみに恐れるのではなく、まずは正面から向き合い、自分たちから積極的にコミュニケーションをとり、なんとかそれが成立するように努力しなければなりません。

私にそれを確信させたのは、ある暴走族についての記事でした。

東日本大震災の一か月後、茨城のある地域の暴走族が解散式を行ったそうです。これまで三十年にわたり、メンバーが入れ替わりつつバイクを乗り回してきた高校生の集団でした。

契機になったのは震災被害でした。避難所生活のなかで、これまで「敵」だと思い込んできた近所の大人や警察官から、「飲む水はあるか」など気遣われたのだそうです。そして「暴走している場合じゃない」と気づいたといいます。その後は泥まみれになった町役場の清掃をするメンバーも現れました（「読売新聞」二〇一一年四月十八日付）。

不良息子は自分が周りからよく思われていないこと、孤立していることを、よくわかっているわけです。そうした周囲の人たちが、善意の気持ちで関心を持ち、声掛けをしたことで更生につながったという実例でしょう。

永遠に生きたいというエゴイスト集団であるがん細胞にも、本来の目的を思い出させることで、不良息子が更生するように変化が起きるのではないか。私は真剣にそう考えています。

代表的な例は、昨今注目が集まっている再生医療です。たとえばｉＰＳ細胞研究が目指すのも、細胞を本来の機能に目覚めさせることです。

試験管レベルですが、がん細胞にiPS化された細胞を注入すると、実際にがん細胞はおとなしくなります。ただ、まだそれは一個の細胞レベルの話ではあります。

がん細胞に正常細胞の影響を与えることで「更生」させること、これをがん細胞のリハビリテーションと呼びたいと思います。リハビリテーションは見た目はもちろん、その中身も変えていくはずです。

この変化は、何かに似ていないでしょうか。

こじつけと思われるかもしれませんが、暗い表情、沈鬱な顔つきで相談へ来る人が、その人の尊厳にふれる対話をすることで、最後に表情をぱっと明るくするのに似ているのです。

実際に、うつ的症状が出ている人でも、悩みが解消されれば一夜にして風貌が変わるものです。

「がん哲学外来」に来たことで、突然がんが小さくなったり、突然消えたりはしません。しかし、その人の内面は変わり得ます。それにより風貌も変わります。

現在の技術ではまだ、がんの遺伝子そのものに手を加えることはできませんが、心の状態や風貌は自分自身で変えられるのです。

「がん哲学外来」は、病理医としての私からの、がん細胞への働きかけでもあるのです。

天寿をまっとうしてがんで死ぬ

自分の身内であるがんとは、コミュニケーションを通じて共存することが大事だと述べてきました。ですが注意を喚起しておきたいことがひとつあります。

がんを早期に発見できて、治療が可能というときには、早々と共存を選ぶのは間違いだということです。

可能な治療を行わないことを、私は勧めません。治療できる範囲である早期がんは、「外なる敵」だと思って早々に縁を切るのがいいのです。

悪さをするようになり、治療が難しい状態になったら、今度は正真正銘の「内なる敵」として対応し、共存していくのがベストでしょう。

その際には不良息子の「賢さ」「たくましさ」に負けまい、親である自分も子に学ぶという気持ちをどこかで持ってほしいと思います。

そうしてがんとの共存を果たせたとしても、人は生物として、最終的に死を免れることはできません。

人には寿命があります。百二十歳まで頭も目も耳もはっきりしていたとしても、必ず死にます。これが寿命です。

人間人生七十年、健やかにして八十年、生きて百二十年、と聖書にもあるくらいです。がんになった人でも天寿をまっとうすること、これを「天寿がん」と言います。

「天寿がん」はもともとは、死後に解剖して初めて、がんがあったことに気づくような、安らかな終わりを指します。

しかし、がん検診の制度と診断技術がこれだけ発達したこんにち、老衰で亡くなるより前にがんだと分かる場合がほとんどでしょう。

ですから私は、痛みや苦痛で食事ができなくなったりするがんの臨床症状があったとしても、八十歳以上ならば天寿と思っていいのではないかと考えています。

厳密に言えば、天寿という言葉にはそもそも客観性はありません。

つまりがんになった本人が、自分で「天寿をまっとうした」と思えば、それは天寿がんなのです。人生ですべきことをなし、自分に与えられた使命を果たしたと本人が思えれば、仮に六十五歳でも、もっと若くても、それが天寿なのです。

6章

「何を望むか」より「何を残すか」が大切

「死ぬという大事な仕事が残っている」

がんに限らず、病気でどのような状態にあったとしても、「いまできることは何か」に目を向けることが、生きる基軸になるということを述べてきました。

この章では、そうした役割意識を得た人たちの例をご紹介していきましょう。不思議なことに、これまで対話をしてきて、そうした可能性が全く見えない人はほとんどいません。

まだ四十歳にならない息子さんが末期の大腸がんになった父親の場合もそうでした。

「息子のがんは進行が早く、転移もあって手術はできませんでした。抗がん剤治療を受けましたが、あまりの苦痛に今は治療を止めてしまっています。十二指腸、腹膜等もやられているため、口から食事がまったくとれません。今は点滴で栄養を投与しています」

——先生とはしっかり話せていますか。

「ええ、先生は良くしてくれています。ターミナル（終末期）ケアも含む、今後の治療方針についてもきちんと話し合うことができています」

——いまは息子さんは病院ですか。

「いいえ、自宅にいて、私と妻とで看病しています。独身なんです。

じつは六十代になるまで夫婦ともがん検診を受けたことがなかったのですが、息子に教えられたと思って、先日がん検診を受けてきました。娘も一緒に、連れ立って行ったんです。

ですがこの先、ベッドで死を待つだけの息子が不憫で……。私たち家族は、何をしたらいいのでしょうか」

状況は深刻ながら、男性はとても冷静で、声もしっかりしていました。

私はいったんお茶を飲んでじっくり考えたあと、このように切り出してみました。

「息子さんには、死ぬという大事な仕事が残っているんですよ」
男性ははっとして、少しの間動きを止めました。そしてはっきり言いました。
「そう、大事な仕事なんですね。息子にもそう、伝えようと思います」

ベッドに横たわっているほかない患者には、もう何もできないと、周囲も本人も思っているかもしれません。それは違います。

近づきつつある死に向かって、「自分はどう生ききるか」という大仕事がまだ残されているのです。

死ぬ瞬間まで、自分を成長させることはできるのです。

自らの品性を、贈りものとして家族や周囲の人に残していく。腹を立てたり、いやな顔をしたりしていてはプレゼントはできません。苦しみから希望を見出し、道を歩もうとする生きざまを残す。そうしてそれを記憶する人の心に生きるのです。

「余命は知らせないでください」

ある日の二人の相談者に、私がまったく同じ言葉を処方したということがありました。相談の内容は、驚くほど違うのにもかかわらず、です。

ひとりはがんで父を亡くした男性、もうひとりはがん治療中の女性でした。おふたりの話を続けて紹介してみましょう。

おふたりに伝えたことこそ、「がん哲学外来」の最も大切なメッセージなのです。

「去年、九州の田舎に住む父が食道がんで亡くなりました。七十四歳です。病気が分かったのは二年半前で、父と一緒にがんだと説明を受けました。ただその後に、長男の私だけ主治医に呼ばれたんです。

じつはがんはステージ4であること、手術はできないこと、余命は二年ほどであることを知らされました。治療としては、光線療法と抗がん剤を試してみるくらいしかできないと。

そして、『これらのことをお父さんには伝えますか』と聞かれたのです。私はとっさに『知らせないでください』と答えていました。すると主治医は『分かりました。私も医師ですが、余命をご本人にお知らせすることはとてもつらいものです』と言っていました。

それから父は七〜八回、入退院を繰り返しましたので、私はそのたび東京から田舎に帰り、付き添いやお見舞いをしたつもりです」

——お父さんはお一人でお住まいでしたか？

「母と住んでいました。でも昔から、いわゆる手に負えない父だったんです。アルコール依存症に、ドメスティックバイオレンスもあった。職業は飲食店の経営をしていましたが、やくざとけんかしたり、暴力団の親分から指名が掛かったりと、堅気とはいえない商売をしていましたね。私はそんな父親が嫌だったのと、持病の治療があって若い頃に上京しました。

父は入院中にも母を殴っていたんです。利き手は副作用で動かなくなったから、反対の手にリモコンを握って。私はたまりかねて病室で父を怒鳴ったこともあります。大きな声でもう来ないよと言って、その日から四日間は行くのを止めました。

父の容体はだんだん悪くなり、ついに『持ってあと二、三週間』と言われました。私は用事を片づけるためいちど東京に戻ったのですが、そこで父が急逝したんです。

急いで実家に戻ると、父は棺桶の中に入っていました。それを見たときに、なぜ病気の父を怒鳴ったのかという思いが押し寄せてきました。余命も最後まで告げませんでしたから、光線治療に通う父が何気なく『この治療は二年くらいやらなくちゃいけないみたいだな』と言ったときにも、『うん、うん』と頷くしかなかった。『いや、生きられないんだ』とは言えなかったんです」

——あなたは、いま仕事はされているんですか。

「持病があって、していません。その患者の会を立ち上げようとして、NPO法人を作りましたが……本当にほそぼそとやっている状態です」

——お母さんはいま、どうしておられますか。

「余命を告げなかったという後悔は、私ほどはないようです。しかし三年近く続いた介

護のストレスで体調を悪くしてしまいました

体格も威勢もいい父でした。問題はたくさんありましたが、映画やドラマに出てくるような雰囲気もあったんです。火葬場で焼かれてしまったあと、私はもう何だか分からなくなってしまいました。死ぬとはどういうことなのか。生きることはどういうことなのか。そして私自身のこともです。

父が亡くなったのはもう一年前になるのですが、何日経っても昨日のことのようで、ちっとも風化していきません」

男性はほぼ一人で語り続けました。

母親はもちろん、親族や友人にもこうした胸の内を話すことはなかったのだそうです。がんにまつわる、とても重い相談です。

続けて姿を見せた女性の相談者は、自分のがん治療についてでした。

「福祉施設で事務の仕事をしています、七十一歳です。今年の六月に膀胱がんが分かりまして、内視鏡手術を二度受けました」

――病院は、どちらに通っておられるんですか。

「○○病院、このあたりの拠点病院です」

――ああ、そこには以前、講演に行ったことがありますよ。いまはがんはどんな状態ですか。

「BCGというお薬を注入しています。これで半年後に検査をして、良くならなければ膀胱を取りましょうと言われているんです」

――膀胱がんは特徴のあるがんでね、表面に再発、多発することがありますね。その度にモグラたたきのように取っていくしかない。そういう人は多いですよ。

丁寧に検査をしていけば、見つかったとしても早期ですから、それをまた取ればいいんです。治療ができているということは、いいことですよ。

「今日来たのは、勤め先の同僚に強く勧められたからなんです。がんが分かってから、どうも落ち込んでいると。私自身は、治療の悩みや痛みはそれほどでもないのですが、あまりに周囲の人に心配されるものですから、これからのことが気になるようになってしまって。

がんって、難しいものですね。何か我慢すればよくなるんでしたら、喜んで何でもしますが、それではどうにもならないんですよね。なにかちょっと違った視点が持てないかなと思っています」

ふたりの相談に耳を傾けながら、胸のうちに浮かんだ言葉は次のようなものでした。

「人間誰しも、役割がある。それを探しに行かなければならない」

先述したように、閉じこもって自分のことを心配するのは、一日のうち一時間で十分です。それ以上すると、自分自身が不安や心配に押しつぶされてしまうでしょう。

世の中には、困っている人が大勢います。

パッと見ただけではわからなくても、周囲にも自分より困った人がたくさんいるものです。いま自分に何ができるのか、人のためになる能力が何か残されていないか考えてみることがひとつの転機になります。

みずから進んで探しに行く、自分の陣営の外に出て行く、というのが重要です。陣営の外に出ることで、いま置かれた状況が八方ふさがりのようでも、天はいつも開いていることに気づけるからです。

マイナスかけるマイナスはプラス

「自分よりも困った人、弱い人を探しに行くというと、まるで自分が偉いと考えるようで、罪悪感がある」という人もいますが、そのように考える必要はありません。

同じ一人の人間のなかにも、プラスのときとマイナスのときがある、と考えるのです。プラスとはプラス思考でポジティブでいられる心、マイナスとは、苦しみや悲しみを知る心、と言い換えてもいいでしょう。

プラスでいる人とプラスでいる人は、互いの勢いもあって人間関係がうまく行くものです。マイナスの人もプラスの人の明るさや元気をもらいたいと近づきたくなるものですが、そううまく行きません。

プラスの人をつらくさせてしまうのです。

実際にはそれ以前に、プラスの人のほうがマイナスの気配を察知して、それとなく避けるということが起こります。するとマイナスの人も「あの人は、私ががんだからよそよそしくなった」と敏感に察して傷つくのです。

ただし、マイナス同士がペアを組むと、結果は見事にプラスに転換します。計算式上もそうなりますね。

自分以外のマイナスの人を通して、自分だけが世界の苦しみのすべてを背負っているのではない、この人も、あの人も、大変な苦しみを背負っていたのだ、と思えること、気づくことが、心の解放につながるということだと思います。

マイナスかけるマイナスの教えを、私はある女の子のエピソードで知りました。

十代の女の子が、あるとき拒食症を発症しました。家族は父親と母親、そして姉です。

治療はなかなか功を奏さず、女の子と母親、姉は治療のため渡米することになったそうです。

アメリカの病院では、月に一度、家族が全員で集まるカウンセリングの日が設けられており、その日も久しぶりに父親が日本からやってきました。

顔を揃えて丸テーブルについた家族四人に、主治医はこう言いました。

「みなさんそれぞれ、テーブルに背を向けて立ってみてください」

四人がその通りにすると、主治医は告げました。

「これがいまのあなたたち家族の状態です」

つまり、誰ひとりとして家族と向き合っていない状態だ、ということです。

そのとき、父親が泣きました。女の子は、涙を流す父親をこのとき初めて見たそうです。そして「マイナスかけるマイナスは、プラスだよ」と語りかけたというのです。

つまり拒食症を患ったことを女の子自身はネガティブなことと考えていたのです。

そして社会的地位もあり外では立派な父親、つまりプラスの要素ばかりだと思っていた人間のなかにマイナスの要素を見つけたとき、女の子の意識ががらりと変わりました。

父親と語り合うことが増えた女の子の病状は、その後回復に向かっていきました。

「自分よりも困った人を探す」とは、見るからに困っていて弱々しい人を探す、ということに限りません。どんな人のなかにもある「マイナスの要素」に敏感になる、そういう見方を学ぶことでもあるのです。

人生が自分に期待する役割、使命に気づくことが「がん哲学外来」の最も大きい目的ですが、「役割や使命を持たなければ」と思って焦る必要はありません。

すでにそれらは与えられているからです。

私は先にご紹介したふたりの相談者に、それを一年くらいかけて探してみてはどうですかと伝えました。

役割や使命を自分から探そうとしたら、プレッシャーに感じてしまって大変です。ですから自分を空の器だと思ってゆったり構えていることが大切です。

そうすれば、使命のほうが自然にその器に入って来ます。

器と言っても大きなバケツでなくてもいい、小さな紙コップでいいのです。

そうやって準備だけしていれば、役割の在りかにおのずと気づくようになります。人生には、どんな出会いがあるか分かりません。

そのときに大事なのは、大きな目標よりも、すぐ近くにあってすぐに取り組める対象を見つけることです。

マイナスの人を探すということには、思いがけないポジティブな〝副作用〟もあります。

相談者と対話をしながら、「それは思い込みではないか」「その習慣はやめたほうがいい」と思うことがよくあります。ですが私はたいていの場合、反論はしません。

私の意見を求められれば答えますが、求められないのにあえて反論をしたからといって、人は納得するものではないからです。

人がいままでしてきたことをやめたり、習慣を変えることができるのは、何かポジティブな思いになれたときです。「してはダメ」と言われたからといって直せるものではなく、いい対象に向かうことで、それまでの習慣がどうでもよくなるものなのです。

たとえば、「孫に何かを遺そう」とか、「隣のおばさんの買い物に付き添おう」といった自分の役割に積極的に向き合えたときに初めて、これまで固執していた「毎日必ず野菜ジュースを飲まなければいけない」「息子の嫁の態度が気になって仕方がない」ということがらから自由になることができます。

ポジティブに向き合える対象が見つかることで、悩みが解消されるのです。

「これが今の自分の生きがいですね」

二〇一四年五月、一人の相談者が亡くなりました。

五十五歳の男性の早すぎる死でした。

初めて男性がやって来たのは、手術した胃がんが再発して一年余りが経ったころだったでしょうか。きびしい抗がん剤治療をしながら、保険会社での仕事を続けていました。

最初から、男性の思いはとてもはっきりしていました。

「病気になったことは仕方がありません。何か人のためになることがしたい」

私もこう返しました。

「自分はどういう花なのか、ですね。自分に見合った花を咲かせればいいですよ」

当初、男性は仕事でのスキルを活かし、医師と患者をつなぐコーディネーターとして活動することを検討したようですが、思いがけない企画が男性の心中で形になりはじめました。

『葉っぱのフレディ』の朗読劇です。

『葉っぱのフレディ――いのちの旅』(童話屋刊)はアメリカの教育学者、レオ・バスカーリアが書いた世界的名作絵本です。

春、大きな木に生まれた葉っぱのフレディは、ダニエルほかたくさんの仲間たちとともに暖かい季節を謳歌します。そして秋が来て、冬になると、あれほどたくさんいた仲間たちは散り去っていき、枝にはフレディとダニエルだけが残ります。

「引っこしをするとか　ここからいなくなるとか　きみは言ってたけれどそれは――」とフレディは胸がいっぱいになりました。

「死ぬ　ということでしょ?」

ダニエルは口をかたくむすんでいます。

「ぼく　死ぬのがこわいよ。」とフレディが言いました。「そのとおりだね。」とダニエルが答えました。

「まだ経験したことがないことは　こわいと思うものだ。でも考えてごらん。世界は変化しつづけているんだ。変化しないものは　ひとつもないんだよ。春が来て夏になり秋になる。葉っぱは緑から紅葉して散る。変化するって自然なことなんだ。（中略）死ぬというのも　変わることの一つなのだよ。」（前掲書）

この対話のあと、ダニエルも散り、フレディはたった一人になりました。

そして迎えにきた風に乗って枝を離れ、土へと還っていきました。

そしてまた春が来て、木には小さな葉っぱが生まれ始めます。

子どもはもちろん、大人にも、死を通して「いまを生きていること」を実感させるストーリーです。

聖路加国際病院の日野原重明さんがこの本をミュージカル化したことでも、このお話をご存じという方も多くいるのではないでしょうか。

男性の何よりの楽しみは、芝居を見に行くことでした。新劇から歌舞伎、宝塚までと守備範囲が広く、出演者にも知り合いが多かったそうです。

男性は、知り合いの舞台女優さん七人に相談し、がんを治療している仲間たちのために朗読劇を開催することに決めたのです。

「今度はあれを見に行きたい」「あの舞台のチケットを取った」――再発後の抗がん剤治療で、様々な副作用も現れてきていましたが、男性は予定を数多く立てては、一つずつそれをクリアすることで前向きな気持ちを保っていたそうです。

楽しいことを見つけて一日一日を過ごしていきたいのだと、奥さんとお子さんに言っていたと聞きました。だからこそ、出かける機会の少ないほかの患者にも、楽しいひとときを持ってもらえたらと考えたのでしょう。

企画はさらにふくらみ、朗読というよりは演劇や音楽も合わさった舞台が、その年の九月末に開催されることが決まりました。

しかし、それを待たずして、男性の容体は悪化し、亡くなってしまうのです。

男性が知人に宛てていたメールには事態を予期しつつ、その心境を綴った文章がありました。

「9月20日に、ガン哲学外来お茶の水メディカルカフェ（で）企画している、女優七人による朗読の会には、上演にもタッチしてみたかったし、もちろん自分の目で見届けて見たかったですがね。でも、これが今の自分の生きがいですね」

お茶の水メディカルカフェとは、御茶ノ水駅すぐのお茶の水クリスチャン・センターで月に一度行っている会です。この会はがん哲学外来の拠点でもあります。

そして開催の日、会場はがん患者やその家族百二十人あまりでいっぱいになりました。私も男性の家族とともに、最前列でフレディとその仲間を演じる女優さんたちを見守りました。

誰もがきっと、男性が望んだとおりの贈り物を受け取ったでしょう。

多くの人たちが笑顔と、涙を見せてくれました。たくさんの感想を寄せてもくれました。

男性が残したものの素晴らしさはふたつあると思います。

ひとつは、自分と同じ、困った状況にある仲間のために力を尽くしたこと。

もうひとつは自分の「できること」を活かしたということです。

尊敬してやまない内村鑑三の言葉に次のようなものがあります。

「この世でいちばん価値あることは『あの人は立派に生きた』と言ってもらえること」

「後世へ遺すべきものは、お金、事業、思想もあるが、誰にでもできる最大遺物とは、勇ましい高尚なる人生である」

男性はまさにこの言葉を全うしたと思います。

人間は、最後の五年間が勝負

「○○病院の▲▲という教授、□□病院の××という医者、△△病院の●●という助教授……。医者だって言うのが信じられないようなレベルの医者たちですよ。ろくに説明もしないし、こちらの話も聞かない。医者だって、患者が正しければ患者から学ぶことも必要なんじゃないですか？」

顔をしかめながら医者への不信を訴える相談者に、ではこれから、あなたがそれを改善することを目指してみてはどうでしょうか、と伝えたことがあります。

自分なりの役割を見つけるときに大事なことは、すぐ近くにあって取り組める対象を見つけることなのです。

私がこう言うと言い訳めいて聞こえるかもしれませんが、一人の医者に病院を変える力は与えられていません。しかし、一人の患者には可能性があります。

なにより切実な訴えが元になっていますし、ほかの患者のためになるという強いモチベーションがあります。

アメリカやイギリスではすでに、医療従事者でない人が橋渡しをすることで患者の視点が医療に取り入れられる患者の権利擁護システム（ペイシェント・アドボケイト）ができ上がっています。医師中心ではなく患者中心の視点が医療現場に汲み上げられているのです。

そのような希望を持った患者と手を取り合うようにして、「がん哲学外来」が医療になにか変化を起こしていけたら、これに勝る喜びはありません。

憂うつな顔で面談にやって来た人が、帰るころに明るい表情を見せるときは、やはり嬉しいものです。こういう点が、「がん哲学外来」最大の意義とも言えるでしょう。

そして患者や家族が語り合う「カフェ」も全国各地に広がりました。そのスタッフの半分はがん患者です。自分ががんかどうかにかかわらず、個人面談を受けたことで意識が変わり、同じがん患者さんやご家族の相談に乗るようになったという人がたくさん出てくるようになったのです。『葉っぱのフレディ』朗読劇を企画した男性相談者の奥さんも、じつはその一人です。

「亡くなる前の主人は体調がどんどん悪くなるのに、朗読劇の打ち合わせだなんだって、外出を重ねて……。当時は、そんなに先へ、自分だけで行かないで、私たちを置いて行かないでという思いでいっぱいにもなりました。そして亡くなったあとには、なぜ主人の思いをもっと理解できなかったんだろうという後悔にも襲われました。
いま何とか、笑顔で生きていけているのは、みなさんが楽しんで下さった朗読劇があったからなんです。そして『カフェ』に関われているからなんです」

繰り返しになりますが、役割や使命は簡単には見つかりません。ただし「がん哲学外来」には苦しみやつらさを知る人に手伝ってほしいことがいまも山ほどあります。

人間は最後の五年間が勝負です。

しかし人間は、自ら死期を予感することはできません。ですから人生の「最後の五年」がどの時点から始まっているかわかりません。ですが基軸をもって生きることで、どこから「最後の五年」が始まろうが、悔いを残さず生ききることができると考えるのです。

がんになるということは、それに自ら気がつく、ほかにない機会なのです。

身体がどんな状態にあっても、人間は周囲へのプレゼントをすることができます。

その人がどういう生き方をしたか、混乱し、迷ったときにどういう態度を示したかを、家族や周囲の人は見ているからです。

勝海舟の臨終の言葉は、「これでおしまい」でした。

「これ」は自分の人生を指していると同時に、自分自身の役割のことではなかったでしょうか。

最期に「もう行きます」とつぶやいたのは、難病に苦しんだ内村鑑三の娘でした。

こちらも自分の歩みの最後をはっきり意識しています。

人間の最後は、どちらかの言葉で締めくくるのがいいなと私は深く感じています。

あとがき

「がん哲学外来」は誰にでもできます。

冗談でしょうと笑われるかもしれませんが、私はいま真剣にそう考えています。

確かに「がん哲学外来」での活動に、私の医師としての立場や知識が全く関係していない、とは言えません。私が順天堂大学の教授だからという理由でわざわざ足を運んで下さる方がいるのも事実です。

その意味では「がん哲学外来」を最初に大学病院で立ち上げられたからこそ、現在のように全国的に広がった、と言えるでしょう。いきなり私が一人で町のなかで始めても、いまのような形には定着しなかったのではないでしょうか。

しかし、もはやそのコンセプトさえ明確になっていれば、あとは誰がやってもいいと私は思っています。

患者さん自身がお住まいの地域で「がん哲学外来」や「カフェ」を立ち上げてもいいのです。医療関係者でない人でも、自分の能力と経験を活かし、さらにそうした人を複数集めることで、チーム医療としての「対話」が開設できるでしょう。

医学的な知識がなくても、「これは医師や医療関係者に聞くべきだ」という対応ができる人ならばいいわけです。必要ならすぐ医療施設へ行ってもらうよう手配することもできるでしょう。

活動を始めて十年、「がん哲学外来」のスタッフを教育することこそ、これから私が求められる仕事ではないかと思っているのです。

教育というと大ごとに聞こえるかもしれませんが、それはこういうことです。

「自分の職業が看護師なのに、いま『声がけ』のことで悩んでいます。同じ言葉でも、誰がいつ、どういう場面で使うかによって、全く違って響いてしまうんですよね。私の古くからの友人がつい最近がんになって、改めて考えさせられています」（訪問看護

師・五十代男性）

「患者の立場になってみて、こういう『声がけ』をしてほしいなんて一概に言えないことがわかりました。病気が分かってすぐなのか、ある程度時間が経ってからなのか、あるいは手術直前か否かなど、時期によってどういう言葉に反応するかが違ってしまいます。

その意味では、かえって、相手が頭を使わずに会話してくれているほうが気が楽なところがあります。それでもいろいろ気を使ってしまうという方であれば、黙って一緒にいてくれるだけのほうがいいかもしれない」（乳がん経験者・五十代女性）

同じ「頑張ってくださいね」と言っても、患者さんを傷つけてしまう人と、患者さんを心から慰める人とがいるのです。つまり、言った人の存在感が大事だということです。

悩める人間は、たとえば子どもと話したり、チャウチャウ犬と目が合うだけで慰められたりすることがあります。もちろんチャウチャウ犬は医者ではありませんし、何の医学知識も持っていません。

しかし実際に、がん病棟に限らず、病院で働いている多くの犬がいます。患者はそうした動物によって癒されているのです。人間にはできないことを、犬が実践しています。「がん哲学外来」では人間同士で、当たり前のようにそのようなことを実践したいと思っているのです。

文中で述べましたが、「がん哲学外来」の重要なコンセプトのひとつは、「偉大なるお節介」を焼くことです。自分の一方的な思いや気持ちのみで人に接し、相手の必要に共感しないお節介は、「余計なお節介」。そうではなく、相手にとって大切なことは何かを考え、相手の必要に共感したお節介が、「偉大なるお節介」です。

「私が相談にのってあげますよ」といった態度で接するのではなく、何よりも愛情をもって接することが、スタッフには大事です。

その人自身ががんや他の病気を患っている必要はありませんが、やはり心が豊かなことが求められます。

そのためには何が必要でしょうか。

見た目や言葉遣いも関係するでしょうが、肝心なのは患者との対話のために、何か犠牲を払うことだと思います。

「時間が空いているから」とか「いまちょっと余裕があるからやってみよう」ではだめで、自分の時間や気持ちがたとえ無駄になったとしても、「それにもかかわらずやる」という献身の思いがあると、人の心は豊かになっていきます。

心が豊かになると、風貌が変わってきます。そして心の豊かな人の風貌は、患者さんを癒すのです。そして自分自身さえ癒していきます。

相手にどういう影響を及ぼすのかを意識し、相手との関係性に敏感になれる人、「to do」の前に「to be」に意識的になれる人、何をするかより、自分がどういう人間であるかに意識的になれる人が私たちの活動には必要です。

ご興味と気持ちのある人を、私たちは待っています。それがその人自身の生き方にも大きな実りをもたらすことを願ってやみません。

構成　佐藤美奈子

樋野興夫　1954（昭和29）年島根県生まれ。順天堂大学医学部病理・腫瘍学教授。一般社団法人がん哲学外来理事長。がん研実験病理部部長等を経て現職。著書に『いい覚悟で生きる』ほか。

Ⓢ新潮新書

655

がん哲学外来《てつがくがいらい》へようこそ

著　者　**樋野興夫《ひのおきお》**

2016年２月20日　発行
2019年11月25日　３刷

発行者　佐藤隆信
発行所　株式会社新潮社
〒162-8711　東京都新宿区矢来町71番地
編集部(03)3266-5430　読者係(03)3266-5111
http://www.shinchosha.co.jp

印刷所　株式会社光邦
製本所　株式会社大進堂
© Okio Hino 2016, Printed in Japan

乱丁・落丁本は、ご面倒ですが
小社読者係宛お送りください。
送料小社負担にてお取替えいたします。
ISBN978-4-10-610655-2　C0247
価格はカバーに表示してあります。

新潮新書

003 **バカの壁** 養老孟司

話が通じない相手との間には何があるのか。「共同体」「無意識」「脳」「身体」など多様な角度から考えると見えてくる、私たちを取り囲む「壁」とは――。

061 **死の壁** 養老孟司

死といかに向きあうか。なぜ人を殺してはいけないのか。「死」に関する様々なテーマから、生きるための知恵を考える。『バカの壁』に続く養老孟司、新潮新書第二弾。

149 **超バカの壁** 養老孟司

ニート、「自分探し」、少子化、靖国参拝、男女の違い、生きがいの喪失等々、様々な問題の根本は何か。「バカの壁」を超えるヒントが詰まった養老孟司の新潮新書第三弾。

576 **「自分」の壁** 養老孟司

「自分探し」なんてムダなこと。「本当の自分」を探すよりも、「本物の自信」を育てたほうがいい。脳、人生、医療、死、情報化社会、仕事等、多様なテーマを語り尽くす。

593 **ぼくは眠れない** 椎名誠

ガバっと起きると午前二時、それが不眠生活の幕開けだった。発端になった独立騒動、睡眠薬、ストーカー事件、試行錯誤……三十五年にわたる孤独な「タタカイ」を初告白。

Ⓢ新潮新書

306 偽善の医療 里見清一

「"患者さま"という呼称を撲滅せよ」「セカンドオピニオンを有難がるな」「有名人の癌闘病記は間違いだらけ」——医療にまつわる様々な偽善を現役医師が喝破する。

513 医療にたかるな 村上智彦

医療費をムダ遣いする高齢者、医療崩壊を捏造するマスコミ……財政破綻の夕張市に乗り込んだ医師が見た真実とは？　この国の未来を喰いものにする「ごまかし」を暴く。

525 衆愚の病理 里見清一

「素人」のさばり国滅ぶ——ロジカルでシニカル、ときにアクロバティックな議論から現役医師が日本の本当の病状を炙り出す、毒と逆説と笑いに満ちた社会論。

747 血圧と心臓が気になる人のための本 古川哲史

薬は一生止められない？　心臓によい運動は？　肉を食べると長生きできる？　O型は心筋梗塞になりにくい？　など、専門医が22の疑問に丁寧に答える。「長生きのコツ」決定版。

795 心房細動のすべて 脳梗塞、認知症、心不全を招かないための12章 古川哲史

国内患者数は、約一七〇万人。どんな人がなりやすいのか、心臓によい食事とは？　等々、知っておくべき基礎知識、最新治療法、予防のための生活習慣までを専門家が丁寧に解説する。

Ⓢ新潮新書